婴幼儿喂养指导

（托育机构版）

组织编写　中国农业大学特殊食品研究中心

主　编　车会莲

副主编　韩诗雯　张春娇

编　者（以姓氏笔画为序）

王俊娟　车会莲　孙丽娟

张春娇　郝梦真　韩诗雯

人民卫生出版社

·北京·

图书在版编目（CIP）数据

婴幼儿喂养指导：托育机构版 / 中国农业大学特殊食品研究中心组织编写. —北京：人民卫生出版社，2021.8

ISBN 978-7-117-31891-4

Ⅰ.①婴… Ⅱ.①中… Ⅲ.①婴幼儿 – 哺育 Ⅳ.①TS976.31

中国版本图书馆 CIP 数据核字（2021）第 160343 号

人卫智网	www.ipmph.com	医学教育、学术、考试、健康，购书智慧智能综合服务平台
人卫官网	www.pmph.com	人卫官方资讯发布平台

婴幼儿喂养指导（托育机构版）

Yingyouer Weiyang Zhidao（Tuoyu Jigou Ban）

组织编写：中国农业大学特殊食品研究中心
出版发行：人民卫生出版社（中继线 010-59780011）
地　　址：北京市朝阳区潘家园南里 19 号
邮　　编：100021
E - mail：pmph @ pmph.com
购书热线：010-59787592　010-59787584　010-65264830
印　　刷：北京顶佳世纪印刷有限公司
经　　销：新华书店
开　　本：710×1000　1/16　印张：4.5
字　　数：63 千字
版　　次：2021 年 8 月第 1 版
印　　次：2021 年 9 月第 1 次印刷
标准书号：ISBN 978-7-117-31891-4
定　　价：39.00 元

打击盗版举报电话：010-59787491　**E-mail：WQ @ pmph.com**
质量问题联系电话：010-59787234　**E-mail：zhiliang @ pmph.com**

前　言

随着我国经济社会的快速发展和三孩生育政策的开放,托育机构服务越来越成为迫切的社会需求。自 2019 年 5 月,国务院办公厅发布了《关于促进 3 岁以下婴幼儿照护服务发展的指导意见》(国办发〔2019〕15 号)后,又陆续出台了一系列相关政策标准文件,各地方大量社会资源均积极投入到托育服务机构的建设和发展中。2019 年 10 月,国家卫生健康委办公厅发布《关于印发托育机构设置标准(试行)和托育机构管理规范(试行)的通知》(国卫人口发〔2019〕58 号)。文件中规定了托育机构应为 3 岁以下婴幼儿提供全日托、半日托、计时托、临时托等服务,并明确了设置要求、场地设施、人员规模等设置标准及备案管理、收托管理、保育管理、健康管理、安全管理、人员管理、监督管理等规范要求,使托育服务机构的运行和管理更完善。次年 1 月,又发布了《关于做好托育机构相关工作的通知》(国卫人口函〔2020〕23 号)。文件中强调要切实保障 3 岁以下婴幼儿生命安全和身体健康,并就新型冠状病毒感染肺炎疫情防控工作中孕产妇、婴幼儿和托育机构健康防护情况举行了发布会,强调未达要求的托育机构不得复托。由此说明,托育服务机构作为新兴行业已经受到了国家和社会各界的高度重视。

在今年年初最新出台的《托育机构保育指导大纲(试行)》(国卫人口发〔2021〕2 号)中再次明确了托育机构保育是婴幼儿照护服务的重要组成部分,是生命全周期服务管理的重要内容。通过创设适宜环境,合理安排一日生活和活动,提供生活照料、安全看护、平衡膳食和早期学习机会,促进婴幼儿身体和心理的全面发展。保育重点涵盖了营养与喂养、睡眠、生活与卫生习惯、动作、语言、认知、情感与社会性等涉及婴幼儿健康成长的各个方面。其中营养与食品安全是影响婴幼儿身心健康发展的关键。0～3 岁的婴幼儿正处于一生中重要的成长阶段,培养他们健康的饮食习惯,给予他们安全的食品,将直接影响到他们成年后的身心健康。

　　本书参照已发布的托育机构保育相关指导文件,针对0～3岁婴幼儿成长发育过程中的主要营养健康与食品安全问题,详细、全面地阐述了托育机构膳食管理、婴幼儿饮食安全、婴幼儿营养基础及婴幼儿的饮食与保育,并提出了科学可行的操作建议。

　　全书分为上下两篇,共计十章。上篇主要为安全管理,包括托育机构食品安全要求、托育机构母乳成功喂养的安全及储存、托育机构婴幼儿配方奶粉安全制备及贮存、托育机构辅食制作安全指南、托育机构餐具的清洁和消毒、其他保证食品安全的措施。下篇主要为科学喂养,包括托育机构婴幼儿科学喂养原则、托育机构婴幼儿一般性喂养指导、婴幼儿常见营养不良性疾病及预防方法、常见喂养问题及特殊情况下的喂养指导。

　　本书的特色是逻辑清晰、结构合理、实操性强,为托育机构膳食管理服务、托育机构保育人员提供全面的实操指导与帮助。适用于托育机构作为保育人员培训教材使用,高等院校作为学前教育专业学生教材使用,还适用于家长作为参考书自行学习,以更科学地养育宝宝。

编者

2021 年 5 月

目　录

上篇　托育机构食品安全

一、托育机构食品安全要求

（一）托育机构食品加工区域环境要求

为保障婴幼儿在托育机构进食的食品安全与营养健康，根据《中华人民共和国食品安全法》（以下简称《食品安全法》）、《中华人民共和国食品安全法实施条例》等法律法规，国家市场监督管理总局发布的《餐饮服务食品安全操作规范宣传册》，中华人民共和国住房和城乡建设部发布的行业标准《托儿所、幼儿园建筑设计规范》（JGJ 39—2016）等现行标准、规范，制定托育机构食品加工区域环境要求。

1. 选址与周围环境

（1）应选择与餐食相适应的场所，保持该场所的环境清洁。

（2）不得选择易受到污染的区域。应距离粪坑、污水池、暴露垃圾场（站）、旱厕等污染源25米以上，并位于粉尘、有害气体、放射性物质和其他扩散性污染源的影响范围外。

（3）建筑设计与布局。应符合当地总体规划和《托儿所、幼儿园建筑设计规范》（JGJ 39—2016）、《餐饮服务食品安全操作规范宣传册》等现行有关标准的要求。

（4）食品处理区应包括库房、母乳及配方奶粉处理专间、辅食制作区、餐用具保洁间和餐用具消毒间。

（5）食品处理区应设置在室内，并采取有效措施，防止食品在存放和加工过程中受到污染。

（6）按照原料进入、加工制作、成品供应的流程合理布局，分开设置原料通道及入口、成品通道及出口、使用后餐饮具的回收通道及入口。

（7）设置独立隔间、区域或设施，存放清洁工具。专用于清洗清洁工具的区域或设施，其位置不会污染食品，并有明显的区分标识。

（8）建筑结构与设施设备。如：天花板、墙壁、门窗、地面、供水设施、排水设施、清洗消毒保洁设施、照明设施、库房及加工制作设备实施等应符合《托儿所、幼儿园建筑设计规范》（JGJ 39—2016）、《餐饮服务食品安全操作规范宣传册》等现行有关标准的要求。

（二）托育机构食品安全管理

1. 设立食品安全管理小组和配备人员

托育机构应配备专职或兼职食品安全管理人员，并按规定参加食品安全培训。

2. 食品安全管理制度

应符合《餐饮服务食品安全操作规范宣传册》等现行有关标准的要求。

3. 托育机构食品相关人员要求

健康管理、培训考核、人员卫生、手部清洗消毒、工作服等应符合《餐饮服务食品安全操作规范宣传册》等现行有关标准的要求。

二、托育机构母乳成功喂养的安全及储存

母乳是婴幼儿的最佳食物，托育机构需做好母乳的储存工作，保证母乳的营养、安全和卫生。

（一）母乳乳汁的安全储存

1. 母乳乳汁的储存环境

（1）托育机构应在冰箱中设置专门区域储存新鲜母乳乳汁，有条件的可设置单独冰箱，配备专人管理，每日定时杀菌，并做好记录。

（2）母乳储存冰箱须具有温控功能，并保持恒定温度，托育机构需对母乳储存设备内的温度进行实时监测，并做好记录。

（3）当日采集的新鲜母乳乳汁应置于玻璃储奶瓶或聚乙烯（PE）储奶袋中，若从家中运送至托育机构应保证全程置于冰盒中，温度维持在4℃左右。

2. 托育机构母乳乳汁储存条件

托育机构母乳乳汁仅限当天采集,当天使用,短期(＜72 个小时)可贮存于冰箱冷藏室(≤ 4℃)。

(二)储存母乳的再加温

1. 储藏的母乳需要进行再次加温才能给婴幼儿食用,母乳的温度过低不仅会增加婴儿的抗拒,还会导致婴儿的肠胃不适。因此,冷藏储存的母乳需再加温才能给婴幼儿食用。

2. 母乳的再加温应选择"水浴法",采用 40℃以下的热水热至水奶同温,或使用温奶器加热,温奶器设定温度为 37℃。

3. 储存的母乳只能加热一次,反复冻融加热会导致营养损失和口感的改变。

4. 应优先选择较早储存的母乳,遵循先进先出的原则。

三、托育机构婴幼儿配方奶粉安全制备及贮存

婴幼儿配方奶粉不是无菌产品,可能含有引发严重疾病的病原体,正确配制和操作可以减少阪崎肠杆菌、沙门氏菌等病原体感染的危险。

使用婴幼儿配方奶粉应按婴幼儿的医学需要选择,配方奶粉由婴幼儿家长自行提供,托育机构做好登记、保管和使用记录工作。

婴幼儿配方奶粉配制和贮存区要求

1. 配奶区环境要求

(1)配制和贮存婴幼儿配方奶粉应有清洁的专用区域,配奶应在单独清洁的配奶台上完成。

(2)污染区与清洁区区域分明,有标志,物品按区域分类进行摆放。

(3)配奶区应设立洗手装置。

(4)配奶区内温度控制在 22～24℃,湿度 50%～60% 之间。

(5)配奶区内每日紫外线照射并做好记录。

(6)配奶区物体表面每日用每升含 500 毫克氯消毒剂擦拭,如有污染时应及时进行消毒,每次配奶后应清洁操作台面。

（7）每日开窗通风 2 次，空气消毒 2 次，每次 1 小时，应有专人负责并做好记录。

2. 配奶操作人员要求

（1）配奶区有专人进行管理，非相关人员不得进入。

（2）进入配奶区需洗手、戴一次性工作帽及一次性口罩。

（3）所有器具清洗和消毒要求

1）建议设置专用洗手池，在清洗、消毒、喂养和配制器具前，每次都应用肥皂和水彻底洗手。

2）清洗：在热肥皂水中彻底清洗喂养和配制器具（如杯、瓶、奶嘴和勺）。在使用奶瓶的地方，应使用清洁的奶瓶和奶嘴刷刷洗奶瓶和奶嘴内外，确保清除所有渣滓。

在清洗喂养和配制器具后，再用安全饮水彻底冲洗。

3）消毒：如使用商业消毒器，应按厂家说明操作。喂养和配制器具还可以煮沸消毒：将一口大锅装满水，并完全淹没所有清洗的喂养和配制器具，确保不留下任何气泡，将锅加盖并烧到滚开，保证不要将锅烧干。

4）在将喂养和配制器具从消毒器或锅里取出以前，应用肥皂和水彻底洗手。建议用消毒镊子操作已消毒的喂养和配制器具。

5）为防止再次污染，最好在即将需要使用前取出喂养和配制器具。如果器具从消毒器中取出而不立即使用，应将其盖好并放在清洁的地方。奶瓶应完全组装，以防止消毒瓶内壁和奶嘴内外受到污染。

3. 冲配过程中的卫生操作

每次应配制新鲜喂养液，并立即喂养。托育机构需要为许多婴幼儿配制喂养液，最好每份喂养液用单独奶杯或奶瓶配制。具体卫生操作注意事项如下：

（1）清洗和消毒配制喂养液的操作面。

（2）用肥皂和水洗手，并用干净布或一次性餐巾擦干。

（3）煮沸足量的安全饮水。如果使用自动电热壶，应等到壶断电为止；否则应确保水达到沸腾。注意，瓶装水并非无菌，必须在使用前烧开。配制婴幼儿配方奶粉不要使用微波炉，因为不均匀加热会产生"热点",烫伤婴幼儿口腔。

（4）注意防止烫伤,将略微冷却的适量开水(但不要低于70℃)倒入清洁消毒的奶杯或奶瓶。应用消毒的温度计检查水的温度。如果在较大容器中批量配制,应预先清洗和消毒容器,容器不应大于1升,应用符合食品要求的材料制成,并适宜注入滚烫的液体。

（5）按标签所示向水中加入准确数量的配方奶粉。多于或少于说明的要求都会使婴儿患病。如果使用奶瓶,按厂商说明将清洗和消毒的奶瓶组件组装好。轻轻摇晃或转动至乳液彻底融合,注意避免烫伤;如使用奶杯,用洗净和消毒勺搅拌至彻底融合,注意避免烫伤;如果在较大容器中批量配制,使用洗净和消毒勺搅拌乳液以确保均匀混合,立即倒入单独喂养奶杯或奶瓶,注意防止烫伤。

（6）用流动自来水,或放入装有冷水或冰水的容器,将喂养液迅速冷却到喂养温度。确保冷却水的水平低于奶杯的上沿或奶瓶瓶盖。

（7）用清洁或一次性餐巾将奶杯或奶瓶外部擦干,并标明必要的信息,如配方乳的种类、婴幼儿的姓名或身份、配制的时间和日期及配制人姓名等。

（8）因为配制喂养液时使用了很烫的水,所以至关重要的是在喂养前测试喂养温度,以防止烫伤婴儿口腔。

（9）两小时内未用完的喂养液全部倒掉。

4. 冲配的婴幼儿配方奶粉的储藏和运输

婴幼儿奶粉最好每次现调制现食用,因为稀释还原的婴幼儿配方奶粉为有害细菌生长提供了理想的条件。若冲配好的婴幼儿配方奶粉确有储藏的必要,应注意:

（1）如果使用奶杯,配方奶粉的批量配制应在清洁消毒、体积不大于1升和有盖的罐或容器进行。配制的婴幼儿配方奶粉可以用加盖的容器冷藏,并在需要时分入奶杯。

（2）将冷却的喂养液放入专用冰箱。冰箱的温度应不高于5℃,并应每天检查。

（3）喂养液在冰箱里最多存放24小时。

（4）如果没有冰箱,喂养液必须现调制现食用,不能提前调制备用。

5. 冲配的婴幼儿配方奶粉的再加温

（1）在需要使用时从冰箱取出喂养液。

（2）重新加温不超过 15 分钟。

（3）确保喂养液均衡加热，在加热的容器中不时摇动或转动喂养液。注意：永远不要使用微波炉重新加热喂养液，因为不均匀加热会产生"热点"，烫伤婴儿口腔。

（4）检查喂养温度，以防烫伤婴儿口腔。

（5）再加温的喂养液如在 2 小时内没有食用应立即倒掉。

6. 婴幼儿配方奶粉的置放和喂养时间

（1）倒掉配制两小时内没有食用的任何喂养液（除非冷藏）。

（2）配制的喂养液可在冰箱中（≤4℃）最多放置 24 小时。

（3）倒掉所有残留的喂养液。

（4）连续或断续喂养的奶液在室温下放置时间最好不超过 2 小时。

（5）连续或断续喂养的奶液在喂养过程中不应加热。

四、托育机构辅食制作安全指南

（一）原料管理

原料采购、运输、进货查验、原料贮存等应符合《餐饮服务食品安全操作规范宣传册》等现行有关标准的要求。

（二）加工制作中的卫生操作

1. 加工制作、区域使用、粗加工制作与切配、成品加工制作等应符合《餐饮服务食品安全操作规范宣传册》等现行有关标准的要求。

2. 托育机构辅食制作量依据食谱现制现用，剩余食物立即处理，不得留至下一餐食用。

3. 食品留样要求。托育机构每餐次的食品成品应留样。应将留样食品按照品种分别盛放于清洗消毒后的专用密闭容器内，在专用冷藏设备中冷藏存放 48 小时以上。每个品种的留样量应能满足检验检测需要，且不少于125g。

4. 在盛放留样食品的容器上应标注留样食品名称、留样时间（年、月、日、时）及留样人姓名。

5. 应由专人管理留样食品、记录留样情况，记录内容包括留样食品名称、留样时间（年、月、日、时）及留样人姓名等。

食品留样记录表格如下所示：

序号	留样食品名称	留样时间/年月日时分	留样量/g	保存条件	留样保存至/年月日时分	食用人	食用时间/年月日时分	留样人
1								
2								

五、托育机构餐具的清洁和消毒

餐具的清洁、消毒和放置是保证婴幼儿食品安全的重要一环，餐具的不正确清洁和消毒会引入细菌、化学污染物等潜在危险因素，按照"一刮、二洗、三冲、四消毒、五保洁"的顺序对器具进行清洗消毒操作。

1. 餐用具的清洗消毒

（1）奶瓶、奶杯、餐用具使用后应及时洗净，餐饮具、盛放或接触直接入口食品的容器和工具使用前应消毒。

（2）餐用具消毒设备（如自动消毒碗柜等）应连接电源，正常运转。定期检查餐用具消毒设备或设施的运行状态。采用化学消毒的，消毒液应现用现配，并定时测量消毒液的消毒浓度。配二氧化氯消毒剂消毒液，有效氯浓度宜在每升100～150毫克。

（3）从业人员佩戴手套清洗消毒餐用具的，接触消毒后的餐用具前应更换手套。

（4）消毒后的餐饮具、盛放或接触直接入口食品的容器和工具，应符合《食品安全国家标准 消毒餐（饮）具》（GB 14934）的规定。

（5）使用抹布擦干的，抹布应专用，并经清洗消毒后方可使用。

2. 餐用具的保洁

（1）消毒后的餐饮具、盛放或接触直接入口食品的容器和工具，应定为存放在专用的密闭保洁设施内，保持清洁。

（2）保洁设施应正常运转，有明显的区分标识。

（3）定期清洁保洁设施，防止清洗消毒后的餐用具受到污染。

3. 洗涤剂消毒剂

使用的洗涤剂、消毒剂应分别符合《食品安全国家标准　洗涤剂》（GB 14930.1）和《食品安全国家标准　消毒剂》（GB 14930.2）等食品安全国家标准和有关规定，严格按照洗涤剂、消毒剂的使用说明进行操作。

六、其他保证食品安全的措施

食品安全性问题是社会颇为关注的焦点。婴幼儿并不是一个缩小版的成人，其身体属于生长发育阶段，食品安全出现问题，会对婴幼儿身体健康造成诸多不良影响。托育机构不仅应当配合卫生健康部门做好疾病预防控制、婴幼儿健康管理等工作，在日常工作中也应该时刻注意以下几点：

（一）保证婴幼儿的饮食安全

婴幼儿的食物是由成人提供的，看护人不仅要引导婴幼儿形成如经常剪指甲、饭前便后及时洗手等良好的生活习惯，防止病从口入，还要在购买食物和食物处理上做到位，保证婴幼儿的饮食安全。

1. 购买食物原则

（1）应在正规商店里购买正规厂家生产的食品，尽量选择信誉度较好的品牌，不可购买街头贩卖的、没有卫生许可证的食品。

（2）仔细阅读产品标签，食品标签中必须标注：产品名称、配料表、净含量、厂名、厂址、生产日期、保质期、产品标准号等。再仔细阅读包装食品上的成分资料、营养标签及声称,确定食品能满足幼儿营养需要及符合健康饮食原则:多选低糖、低盐、低脂和高纤维等食品。

（3）检查食品食用限期,留意食品包装上的最佳食用日期、此日期前使用等字眼,以确保食物新鲜。若食品将被储存,应先记录其食用限期,并以先入先出原则确保最早购买及保质期最快完的食物先被食用,从而减少因食物超期所造成的浪费。

（4）选购时令蔬果,时令的蔬果多价廉物美,宜选购颜色较鲜艳、果味较香浓的蔬果。

（5）选购海鲜肉类。要买经过检验后宰杀的畜肉,生肉不要在常温中放置时间过长,要及时烹制,生熟食物的容器、刀、案板必须分开。在食用海产品时,买来的生鱼、虾、要注意冷藏或冷冻,烹调前要用大量清水冲洗,决不能吃半生不熟的鱼、虾及蟹。

2. 食物处理原则

（1）购买回来的食物要保证有适当的地方存放。存放食物的环境应确保卫生及具备保鲜的条件。

（2）保持厨房整洁:调料加盖,工具、用具洗刷干净,定位存放;灶上、灶下地面清洗冲刷干净,不留残渣、油污,不留卫生死角,及时清除垃圾。灶台、抹布随时清洗,定时清洗抽油烟机罩,保持清洁。

（3）生吃的果蔬洗净后再给婴幼儿食用,避免农药中毒。

（4）加热要彻底,不能盲目追求鲜、嫩,导致细菌性食物中毒。

（5）掌握婴幼儿的食物过敏情况,避免婴幼儿吃到含有过敏原的食品。

（二）防止婴幼儿进食意外

婴幼儿的饮食意外包括食物呛入气道引起的窒息,烫伤、戳伤和跌伤以及食物中毒等。确保婴幼儿的饮食安全,避免意外伤害应注意以下几点:

1. 远离窒息伤害

（1）不要逗笑或惹哭:婴幼儿需要一个较为安静的进餐环境,使其专心进食。若在婴幼儿进食时逗其大笑或者打骂恐吓,容易将食物吸入气管,引起窒息。

（2）注意入口食物：婴幼儿食用食物时需要成人陪同，避免食物不慎吞入气管发生意外。

2. 防止烫伤意外

（1）物品摆放需当心：不要将热汤、热粥、热水瓶等放在婴幼儿附近，防止婴幼儿伸手去抓后烫伤。

（2）不要在婴幼儿面前铺餐巾：婴幼儿由于好奇、探索性强，喜欢去拉餐巾，容易将桌上的热汤、热菜一起拖拉下来被烫伤。

（3）婴幼儿活动需关注：不可让婴幼儿在就餐前后四处活动。

3. 避免戳伤和跌伤

（1）就餐时需注意婴幼儿手中的餐具，以免被当作玩具玩耍，戳伤眼睛和身体。

（2）若就餐时的餐桌较高，应将婴幼儿安放在专用座椅上，避免孩子坐不稳跌倒。

（三）婴幼儿食物过敏的及时发现和预防

婴幼儿是易于发生食物过敏的高危人群，避免进食含过敏原的食物是预防婴幼儿食物过敏发生的唯一途径。防止婴幼儿发生食物过敏的要求如下：

1. 明确婴幼儿的过敏原，由家长提供婴幼儿过敏食物信息。

2. 托育机构只提供婴幼儿食用过且安全的食物。

3. 辅食添加应从低过敏风险的食物开始，如铁强化米粉、根类蔬菜、水果等；逐渐过渡到高过敏风险食物，如鸡蛋蛋白、花生、虾蟹、坚果等到1岁后再添加。

4. 添加的食物要充分烹饪加工使蛋白质彻底变性，避免吃进生的食物。

5. 制定婴幼儿特殊食物要求列表。

6. 食堂工作人员应重视并严格按照特殊食物列表做好每天的食物备份。

7. 加强婴幼儿的身体锻炼，增强体质和免疫力。

（四）托育机构与家庭饮食的安全衔接

托育机构与家庭对婴幼儿时期的健康和饮食至关重要，双方相互

配合,才能够全面保证婴幼儿的营养安全与健康。达成"饮食安全"共识:

1. 食品安全知识科普

推动婴幼儿及家长的营养安全教育,提升健康饮食的实践技巧;鼓励家长就托育机构的膳食安排提供意见,鼓励家长参与食物营养安全的监察,传递有关健康安全饮食的信息;鼓励家长配合校园健康安全饮食政策,在家中实践健康安全饮食,让婴幼儿更快适应托育机构的健康安全饮食环境。

2. 有效沟通

以不同途径如家长手册、通告、内联网及告示板等,保持有效沟通,确保家里和托育机构一心,为婴幼儿提供理想的饮食环境,培养婴幼儿健康的饮食习惯。

3. 以身作则

幼儿往往以身边的成年人作为学习对象。因此,老师和家长必须以身作则,坚守健康饮食原则,为幼儿树立良好榜样,多为幼儿展示不偏食、多吃蔬果、多喝水的良好饮食习惯。

4. 通力协作

制定并执行托育机构的健康饮食政策和措施,如对于婴幼儿带入托育机构的食品有所限定,避免饮食意外的发生;制定满足婴幼儿营养需求的特殊食谱,建立婴幼儿食物过敏信息档案,避免发生过敏等。

下篇　托育机构婴幼儿营养与健康

七、托育机构婴幼儿科学喂养原则

（一）托育机构应配备专业保育人员进行喂养工作

托育机构中应配置保育照护等工作人员进行婴幼儿喂养工作。保育人员主要负责婴幼儿日常饮食、饮水、喂奶，顺应喂养，科学制定食谱，保证婴幼儿膳食平衡。

日常供给的食物应满足各阶段婴幼儿的营养需求，在通用营养需求的基础上坚持个体化原则，并特别关注对某些食物产生不良反应的婴幼儿。

保育人员应保持乐观、积极、平和及自信的心态，尊重婴幼儿正常的心理发展和食物选择，循序渐进采取措施，纠正婴幼儿的不良饮食习惯。此外，托育机构还应配置专门喂养的保育人员，他们应该符合如下要求：

1. 从事喂养工作的保育人员应集中进行专业知识学习和考核

（1）定期进行喂养知识及制作方法的学习和培训。

（2）定期接受喂养方式和效果的指导与评价。

2. 保健人员应掌握科学营养的喂养方法

（1）实施科学营养的喂养方法，辅助家庭培养婴幼儿健康合理的饮食习惯。

（2）及时提供给婴幼儿符合其生长发育阶段要求的充足和安全的食物。

（3）坚持个体化原则，依据婴幼儿体格调查、营养评价结果及婴幼儿对食物的不良反应，及时调整食谱。

3. 保育人员应保持积极乐观的喂养心态

（1）从事喂养工作的保育人员应充满自信地坚持、循序渐进地培养婴幼儿良好的饮食习惯。

（2）尊重婴幼儿自己对所准备的食物的喜恶，并加以纠正。

（3）保持平和及自信的心态面对婴幼儿喂养过程中的困难。

（4）培养婴幼儿的餐桌礼仪、对食物的尊重和吃饭的仪式感。

（二）食物质地、量、喂养方法应符合婴幼儿生理发育特点

了解儿童生理发育特点对于正确合理地做好婴幼儿喂养工作至关重要。在以母乳喂养为主的基础上，总体遵循"从少到多、从稀到稠、从细到粗、从一种到多种"的原则添加辅食。

1. 食物质地、量、喂养方法应符合婴儿生理发育特点

6月龄内婴儿完全依靠母乳喂养满足营养需求和生理发育；6月龄以上婴儿在母乳喂养基础上应逐步添加辅食，以补充母乳无法满足的营养需求。

（1）食物质地：0~6月龄以液体食物为主，如母乳、婴幼儿配方乳粉等；6月龄以泥状食物为主；7~9月龄以末状食物为主；10~12月龄以碎食物为主。

（2）食物量：新生儿胃的容量为30~60毫升，至1~3月龄时为90~150毫升，1岁时为250~300毫升。

（3）喂养方法：建议0~6月龄以母乳或奶瓶进行喂养，4~6月龄可用勺子进行喂养，7~9月龄可用杯子，10~12月龄开始断奶瓶，忌手抓食，逐步引导婴儿形成良好的进食习惯。

2. 食物质地、量、喂养方法应符合幼儿生理发育特点

13~24月龄的幼儿喂养应在母乳的基础上逐步过渡到以谷类为主食。24~36月龄的幼儿应逐步向完全依赖膳食过渡，以满足自身生长发育需求。

（1）食物质地：幼儿食物的选择以"营养、全面、丰富、易于消化"为原则。逐步终止母乳喂养，但仍需继续提供幼儿配方奶粉或其他乳制品。同时，根据幼儿的牙齿发育情况，适时增加质地为细、软、烂的食物。

（2）食物量：幼儿饮食应一日5~6餐，即一日包括早、中、晚正餐，中、晚两餐间以奶类、水果和其他细软面食的加餐，晚饭后也可加餐或零食，睡前忌食甜食，以预防龋齿。每天足量饮水，以凉白开为主,保证儿童按需饮水。每日上、下午各 1~2 次集中饮水,1~3 岁儿童饮水量每次 50~100 毫升。

(3)喂养方法:应顺应喂养,逐步培养幼儿自主进食的良好饮食习惯,确保膳食种类不断丰富,数量不断增加,并逐渐向食物多样性过渡。

(三)喂养过程中注意促进儿童神经心理和社会行为发育

婴幼儿神经心理和社会行为发育指婴幼儿日常的行为,包括感知、运动、语言、记忆、思维、情感和性格等。婴幼儿神经心理的发育与营养体格的发育具有同等重要意义(图 1)。

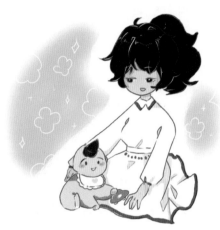

图 1　喂养过程中注意儿童神经心理和社会行为发育

1. 通过喂养行为引导婴幼儿神经心理的发育

(1)喂养行为包括食物制备、保育人员行为、婴幼儿行为和喂养环境。

(2)托育机构保育人员在喂养过程中,应与婴幼儿有意识地进行目光接触和语言交流,对婴幼儿提出的探索性要求,保育人员应及时给予帮助,并尽可能给予示范,以有效促进婴幼儿神经心理发育。

(3)托育机构保育人员在喂养过程中,应避免强迫、放任型喂养,及时调整心态,减少焦虑,准确观察婴幼儿进食需求,引导婴幼儿神经心理的健康发育。

2. 通过正确选择喂养食物促进婴幼儿神经心理的发育

(1)喂养过程中应根据婴幼儿的生理发育特点逐渐补充相关食物

的摄入。

（2）其中豆制品摄入与婴儿总体发育、大运动、精细运动、社交行为、语言发育相关，鱼类摄入与语言发育相关，蛋类摄入与适应能力和语言发育相关。

（四）食品自然卫生，来源明确，保障食品安全

托育机构喂养过程中，应注意保证所制备辅食的原料来源合法、安全，并加强托育机构人员食品安全意识，保障食品安全。强化食品安全意识，严守食品安全管理制度，应该做到：

（1）应加强托育机构人员食品安全知识的培训和考核，具体操作参照国家卫生健康委员会发布的《婴幼儿喂养食品安全指南》。

（2）托育机构应根据食物季节供应情况及婴幼儿生理发育特点，根据膳食计划制订食谱，1~2周更换1次。食物品种要多样化且合理搭配。

（五）定期开展生长监测，关注健康成长

托育机构应定期开展生长监测，有助于对婴幼儿生长发育状况进行正确评价和合理指导。正常生长指标范围参照国家卫生健康委员会妇幼保健与社区卫生司发布的《中国7岁以下儿童生长发育参照标准》。

1. 应定期监测婴幼儿体格生长发育的常用指标

（1）定期监测婴幼儿的体重，以正确反映婴幼儿的营养状况，估算公式为：

1~6月龄，体重（千克）=月龄×0.7+出生时体重。

7~12月龄，体重（千克）=月龄×0.25+6。

13~36月龄，体重（千克）=年龄×2+8。

（2）定期监测婴幼儿的身高，以正确反映婴幼儿的骨骼发育，体重标准为：

正常新生儿平均身长为50厘米。

1岁时约为75厘米。

2岁时约为85厘米。

2岁以后每年增长5~7厘米。

（3）定期监测婴幼儿的坐高、头围、胸围和上臂围，以正确反映婴幼儿的头颅、脊柱、颅骨、肺等发育。

2. 应定期监测婴幼儿与体格生长发育相关的其他指标

（1）托育机构人员应定期监测婴幼儿骨骼的发育，包括颅骨、脊柱以及长骨。

（2）托育机构人员应定期监测婴幼儿牙齿的发育。

一般出生后 4～6 个月内开始长出乳牙，8 月龄婴儿应该萌出乳牙 2～4 颗，12 月龄应该萌出 6～8 颗，18 月龄应该萌出 12～14 颗，24 月龄应该萌出 18～20 颗，24 月龄以内幼儿的乳牙数目计算方法是"（月龄数－6）～（月龄数－4）颗乳牙"，30 月龄左右乳牙全部出齐。

（六）关注微量营养素的营养状况，预防常见营养缺乏性疾病

关注婴幼儿中微量营养素（如矿物质和维生素）的合理摄入，特别注意婴幼儿常见的维生素 D、铁和钙等营养素的缺乏，以预防常见营养缺乏性疾病（如维生素 D 缺乏性佝偻病、营养性贫血和营养性巨幼细胞贫血等）。

1. 特别关注婴幼儿中维生素 D 和钙的摄入

（1）若婴幼儿缺乏维生素 D 和钙，易引发维生素 D 缺乏性佝偻病和维生素 D 缺乏性手足搐搦症。

（2）维生素 D 缺乏性佝偻病的主要表现为出易激怒、易惊、多汗、枕秃和骨骼改变等。

（3）维生素 D 缺乏性手足搐搦症的主要表现为惊厥、手足抽搐和喉痉挛。

（4）托育机构人员在婴幼儿喂养过程中应注意补充足量维生素 D，鼓励母乳喂养，及时添加辅食，给予富含维生素 D、钙、磷和蛋白质的食物，增加婴幼儿户外活动，促进日光照射。

2. 特别关注婴幼儿中铁的摄入

（1）若婴幼儿缺乏铁，易导致营养性贫血。

（2）营养性贫血的主要表现为皮肤黏膜逐渐苍白、疲乏无力和不爱说话。

（3）托育机构人员在婴幼儿喂养过程中应注意补充足量铁，鼓励母乳喂养，及时给予婴幼儿含铁丰富的辅食或补充铁强化食品。

3. 特别关注婴幼儿中维生素 B_{12} 和 / 或叶酸的摄入

（1）若婴幼儿缺乏维生素 B_{12} 和 / 或叶酸，易导致营养性巨幼细胞贫血。

（2）营养性巨幼细胞贫血的主要表现为颜面轻度水肿或虚胖、面色发黄和口唇苍白等。

（3）托育机构人员在婴幼儿喂养过程中应注意补充足量维生素 B_{12} 和叶酸，指导哺乳期母亲加强营养，及时给予婴幼儿富含维生素 B_{12} 和叶酸的食物（如动物肝脏和蔬菜）。

八、托育机构婴幼儿一般性喂养指导

出生后至 36 个月阶段，构成了人类生命早期 1 000 天的关键窗口期。该阶段的良好营养和科学喂养是儿童近期和远期健康最重要的保障。生命早期的营养和喂养将对婴幼儿体格生长、智力发育、免疫功能等近期及后续健康持续产生至关重要的影响。

（一）6 月龄内婴儿

6 月龄内是一生中生长发育的第一个高峰期，是婴儿处于 1 000 天机遇窗口期的第二个阶段。母乳喂养能满足婴儿 6 月龄内全部液体、能量和营养素的需要，母乳中的营养素和多种生物活性物质构成了一个特殊的生物系统，为婴儿提供全方位呵护，助其在离开母体保护后，能顺利地适应大自然的生态环境，健康成长。母乳中适宜水平的营养既能提供婴儿充足而适量的能量，又能避免过度喂养，使婴儿获得最佳的、健康的生长速率，为一生的健康奠定基础。因此，0 ~ 6 月龄婴儿营养需要的全部来源应以母乳为主，当母乳不足或母乳喂养失败时可选择婴幼儿配方奶粉。

在母乳喂养过程中，托育机构应对顺应喂养方式、喂养环境、乳母喂养心理进行科学指导，通过监测 0 ~ 6 月龄婴儿的体格指标，实现对母乳喂养或人工喂养效果的评估。

1. 保证母乳是绝大多数 0 ~ 6 月龄婴儿全部营养来源

（1）母乳喂养是绝大多数 0 ~ 6 月龄婴幼儿喂养的首要方式

1）在母乳充足、婴儿未对母乳产生不良反应、婴儿及乳母无相关疾病的情况下，坚持纯母乳喂养。

2）在母乳不足的情况下，可辅以 0～6 月婴幼儿配方奶粉的人工喂养进行补充，实行母乳 + 人工的混合喂养方式。

3）在以下情况适用 0～6 月婴幼儿配方奶粉人工喂养代替母乳喂养：

①婴儿对母乳产生较为严重的不良反应（如母乳过敏）。

②婴儿患有半乳糖血症、苯丙酮尿症、严重母乳性高胆红素血症。

③母亲患有 HIV 和人类 T 淋巴细胞病毒感染、结核病、水痘 - 带状疱疹病毒、单纯疱疹病毒、巨细胞病毒、乙型肝炎和丙型肝炎病毒感染期间，以及滥用药物、大量饮用酒精饮料和吸烟和密切接触放射性物质。

（2）母乳喂养的好处

1）初乳富含营养和免疫活性物质，有助于肠道功能发展，并提供免疫保护。

2）婴儿出生后第一口食物是母乳，有利于预防婴儿过敏，并减轻新生儿黄疸、体重下降和低血糖的发生。

3）新生儿尽早吸吮乳头能刺激乳腺乳晕中的蒙哥马利腺体分泌婴儿特别敏感的气味，吸引婴儿通过鼻的嗅觉及面颊和口腔的触觉来寻找和接近乳头，通过吸吮刺激催乳激素的分泌，进而促进乳腺分泌乳汁。

4）吸吮能帮助新生儿建立和强化吸吮、催乳激素、乳腺分泌三者之间的反射联系，为纯母乳喂养的成功提供保障。

5）母乳喂养可降低母亲乳腺癌的发病危险，有益母亲身体健康。

6）母乳喂养有利于增进母婴感情，使母婴有更多的肌肤接触，亲吻及体温的温暖等，有利于建立母婴依恋感情，也有助于更亲密的母婴亲情关系的建立。

7）哺乳过程中，母婴间目光的对视，促使新生儿最早看见的是母亲的笑脸，是母亲那双会说话，会传递母爱的眼睛。

8）母乳还具有经济方便、清洁卫生等优点。

（3）不宜选择液态奶、成人奶粉、蛋白粉和豆粉代替 0～6 月龄婴幼儿配方奶粉，不宜添加辅食

1）0～6 月龄婴儿的消化器官和排泄器官未发育成熟，对食物的消化吸收能力及代谢废物能力仍较低。采用液态奶、成人奶粉、蛋白粉和豆粉代替 0～6 月龄婴幼儿配方奶粉，会造成婴儿消化器官和肾脏代谢的负担。

2）母乳或 0～6 月龄婴幼儿配方奶粉即可满足一般 0～6 月龄婴儿的营养和能量需求，并结合其消化能力和排泄能力弱的情况，不宜给予 0～6 月婴儿辅食，特殊情况需要在满 6 月龄前添加辅食的，应咨询医生或其他专业人员后谨慎做出决定。

（4）适量补充维生素 D 以补充人乳中维生素 D 含量低的营养缺口

1）阳光照射是补充维生素 D 的重要天然方式，选择阳光柔和的地点和时间（例如上午 10 点前至下午 4 点后，树叶稀疏的大树下），每周 2～3 次，每次不超过 30 分钟，循序渐进地带婴儿户外晒太阳，避免暴晒和长时间日晒。

2）若养育方式限制户外晒太阳补充维生素 D，则应该在医生指导下每日适量补充维生素 D，一般为 10 微克（400 国际单位）。

2. 尽早开奶，以让 0～6 月龄婴儿理解吮吸

（1）保证婴儿的第一口食物是母乳

1）在出生后及时让新生儿吮吸乳头以尽早开奶，使母乳成为 0～6 月龄婴儿的第一口食物。

2）托育机构应对新生儿母亲的开奶进行辅助与指导，为乳母进行乳腺按摩辅助开奶，托育机构专业人员应给予乳母精神鼓励以保持其平和心情（特别是在乳母因新生儿吮吸造成乳房疼痛欲放弃母乳喂养和产后胀奶情况下）。

3）托育机构应具备卫生、洁净且温馨的哺乳环境。

（2）坚持让 0～6 月龄婴儿直接吮吸母乳，建立乳母与婴儿之间的生理信息联系

1）直接让 0～6 月龄婴儿直接吮吸母乳是最卫生、安全、方便和

经济的喂养方式,同时也是建立乳母泌乳和婴儿饥饿之间的生理信息联系的重要方法,坚持直接吮吸母乳也有利于营造母子情感交流的环境,以给婴儿最大的安全感,有利于婴儿心理行为和情感发展。

2)若因乳母上班等原因,不能及时给予婴儿直接吮吸喂养,可以采用奶瓶间接喂哺人工挤出的母乳,但应注意尽量减少使用奶瓶间接人工喂养母乳的次数,并注意人工挤出母乳的贮藏要求(见6~12月龄幼儿喂养指导)。

3. 采用顺应喂养的方式,从按需喂养逐渐向规律喂养的模式递进,以培养规律进食的良好习惯

(1)以婴儿的生理和营养需求为基础给予母乳喂养

1)不要强求喂奶的次数和时间,对0~3月龄婴儿来说,一般每天可喂养6~8次或更多,对3~6月龄婴儿来说应适当延长哺乳间隔时间,减少哺乳次数。

2)两侧乳房交替喂养,以保证按需喂养。

3)婴儿出现饥饿哭闹时应及时给予母乳喂养。

(2)逐渐形成规律哺乳的良好习惯,并分析婴儿哭闹原因进行分析

1)在按需喂养阶段,托育机构辅助家庭记录婴儿的进食规律,以此为基础实现对3~6月龄婴儿规律喂养地递进。

2)若婴儿哭闹明显不符合日常的进食规律,首先要排出饥饿原因,若增加哺乳次数不能缓解婴幼儿非饥饿哭闹,应及时就医。

4. 监测0~6月龄婴儿生长发育情况(表1)

(1)监测0~6月龄婴儿生长发育的指标及方法

1)体重——婴儿磅秤。

2)身长——仰卧位量板。

3)头围、胸围、上臂围——软尺。

4)肩胛下皮褶厚度、肱三头肌皮褶厚度——皮褶厚度计。

(2)监测0~6月龄婴儿生长发育并且调整喂养的建议

1)为每位0~6月龄婴儿建立生长发育监测卡片,绘制生长曲线,随时记录随时回顾和查看。

表1　0～6月龄婴儿生长发育情况

	月龄	体重/kg	身长/cm	BMI/(kg·m⁻²)	头围/cm	臂围/cm	肩胛下皮褶厚度/cm	肱三头肌皮褶厚度/cm
女孩	0	2.4～4.2	45.4～52.9	11.1～16.1	31.5～36.2	无	无	无
	1	3.2～5.5	49.8～57.6	12.0～17.5	34.2～38.9	无	无	无
	2	3.9～6.6	53.0～61.1	13.0～19.0	35.8～40.7	无	无	无
	3	4.5～7.5	55.6～64.0	13.6～19.7	37.1～42.0	11.1～15.4	5.5～11.4	6.8～13.7
	4	5.0～8.2	57.8～66.4	13.9～20.0	38.1～43.1	11.3～15.8	5.3～11.1	6.6～13.7
	5	5.4～8.8	59.6～68.5	14.1～20.2	38.9～44.0	11.5～16.1	5.2～10.8	6.4～13.6
	6	5.7～9.3	61.2～70.3	14.1～20.3	39.6～44.8	11.7～16.3	5.1～10.6	6.2～13.4
男孩	0	2.5～4.4	46.1～53.7	11.1～16.3	31.9～37.0	无	无	无
	1	3.4～5.8	50.8～58.6	12.4～17.8	34.9～39.6	无	无	无
	2	4.3～7.1	54.4～62.4	13.7～19.4	36.8～41.5	无	无	无
	3	5.0～8.0	57.3～65.5	14.3～20.0	38.1～42.9	11.6～15.6	5.6～11.0	7.0～13.6
	4	5.6～8.7	59.7～68.0	14.5～20.3	39.2～44.0	11.8～16.0	5.4～10.8	6.8～13.5
	5	6.0～9.3	61.7～70.1	14.7～20.5	40.1～45.0	12.0～16.3	5.3～10.6	6.6～13.4
	6	6.4～9.8	63.3～71.9	14.7～20.5	40.9～45.8	12.2～16.5	5.2～10.4	6.4～13.3

注：数据来源：《2006年世界卫生组织儿童生长标准》0～6月龄婴儿生长标准的参考数据。

2）托育机构应辅助家庭每半月为0~6月龄婴儿测量1次生长发育的相关指标，特别是身长和体重这两项最为直接反应营养与喂养状况的指标。

3）对于0~6月龄婴儿来说，其生长情况存在个体差异和阶段性波动，要尊重其生长规律，避免过度喂养。

4）若孩子出现生长发育不良的情况要及时告知家长到医院就诊并明确病因，在疾病恢复期，按医嘱进行喂养，并增加生长指标的检测频率。

5. 0~6月龄内婴儿喂养方法

（1）挤奶、储奶的方法

1）挤奶的方法

①挤奶前应彻底把手洗干净，准备好挤奶用具，并经过严格消毒。

②挤奶的体位坐或站均可，胸稍微往前倾，乳汁向乳头方向流，以自己感到舒适为准。不要躺在床上，因为这时乳汁是往后面走的（图2）。

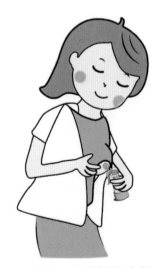

图2　母乳挤奶姿势

③刺激射乳反射，用热毛巾热敷乳房，几分钟后按摩乳房，一手托起乳房，一手从乳房的根部向乳头的方向慢慢旋转按摩，有硬块的

地方稍微用力,帮助乳腺管通畅。

④按摩完后,可以在乳房上轻轻拍一拍,帮助乳腺管的扩张,帮助乳汁从乳头根部往乳头的方向流,再将容器靠近乳房。

⑤可以用吸奶器挤,也可以用手挤。挤奶时用拇指及食指向胸壁方向轻轻下压,不可压得太深,否则将引起乳导管阻塞。

⑥压力应作用在拇指及食指间乳晕下方的乳房组织上,也就是必须压在乳晕下方的乳窦上,反复一压一放。

⑦一侧乳房至少挤压 3 ~ 5 分钟,待乳汁少了,可挤另一侧乳房,反复数次。

2)储奶的方法

①保存母乳时,无论室温、冷藏或冷冻保存,均需使用一次性储奶袋或储奶瓶,或者使用经过严格消毒的储奶瓶。冷冻保存母乳时不要使用玻璃瓶,以防冻裂。保存母乳时,要详细记录取奶时间。

②室温下(20 ~ 30℃)可存放 4 小时。

③冷藏条件下,便携式保温冰盒内(15℃以上温度)可存放 24 小时;冰箱保鲜区(4℃左右)可存放 48 小时;冰箱保鲜区但经常开关冰箱门(4℃以上温度)可存放 24 小时。

④冷冻条件下,冷冻室(温度保持于 −15 ~ −5℃)可存放 3 ~ 6 个月;低温冷冻(低于 −20℃)可存放 6 ~ 12 个月。

(2)母乳复温和喂养方法

1)母乳复温方法

①保存的母乳使用前,先将储奶袋或储奶瓶置于温水加热,再倒入奶瓶。

②冷冻保存的母乳,使用前宜置于冰箱冷藏室解冻,注意在冷藏室时间不要超过 24 小时。

③解冻的母乳不宜再次冷冻。

2)母乳喂养方法

①喂哺婴儿时,推荐坐着喂奶(图 3)。

②两侧乳房轮流喂,吸尽一侧再吸吮另一侧。若一侧乳房奶量已能满足婴儿需要,应将另一侧乳汁用吸奶器吸出。

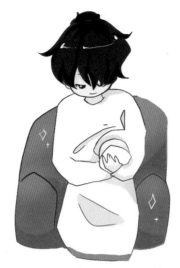

图3　母乳喂养推荐坐着喂奶

③完成喂奶后，不要马上把婴儿平放，应将婴儿竖直抱起，头靠在妈妈肩上，轻拍背部，排出吞入胃里的空气，以防止溢奶。

④母亲身体状况和营养摄入是乳汁分泌的前提。因此分娩后要合理安排产妇休息、饮食和宝宝喂哺，处理好休息、进餐与亲子接触、吸吮母乳之间的关系。

⑤精神放松、心理愉快是成功母乳喂养的重要条件，产妇应从生产的辛苦中多体会生育的幸福，愉悦心情，享受喂哺和亲子互动。

（3）配方奶冲调和喂养方法：婴儿配方奶是不能纯母乳喂养时的无奈选择。任何婴儿配方奶都不能与母乳喂养相媲美。6月龄前放弃母乳喂养而选择婴儿配方奶，对婴儿健康是不利的。

1）不宜母乳喂养而需采用配方奶喂养的情况

①婴儿患病。

②母亲患病。

③母亲因各种原因摄入药物。

④经过专业人员指导和各种努力后，乳汁分泌仍不足。

2）配方奶冲调方法

①冲调前应确保所有用具（包括奶瓶、瓶盖、奶嘴、密封圈）已消过毒。

②冲调时，根据奶量，取 2/3 热水量倒入奶瓶中，水温应控制在 50～60℃。

③用配方奶粉附带的小匙，按照食用说明添加适量奶粉。

④晃动奶瓶，使配方奶粉充分溶化，切忌结块。

⑤将剩余 1/3 热水加入奶瓶中，放平奶瓶，以查看刻度是否够量。

⑥盖上奶瓶盖后再轻轻晃动一次，直至配方奶粉完全溶化。

⑦晃动奶瓶时切忌太用力，以免起泡沫，使奶液溢出瓶外。

⑧冲完奶粉后，将小匙消毒并放置于干净的容器内，不要直接放入奶粉罐，以免污染奶粉。

3）配方奶喂养方法

①冲好的奶应先在小臂上滴上几滴或贴在脸颊上试温，稍感温热即为适宜。

②托育机构保育人员喂养时，应选择一个舒服的姿势，一手拿奶瓶，另一手让宝宝的脑袋枕在自己的臂肘上，以撑住宝宝的身体。

③随着奶瓶中的奶量逐渐减少，应注意增加奶瓶的倾斜度，以免宝宝吸入太多空气。

④喂奶时奶嘴会出现扁缩，阻塞出孔，影响奶汁流出，此时保育人员应将奶瓶盖稍微松开，让空气进入瓶内，以解决奶嘴扁缩的现象。

⑤喂完奶后，保育人员应将婴幼儿竖着抱起并让其脑袋搭在肩上，轻拍后背，以排出吃奶时吞进胃里的空气。

6. 母乳妈妈饮食及生活禁忌

（1）酒精：据估计，如果母乳妈妈喝酒，酒精在 30～90 分钟后会出现在母乳中，之后酒精会被消除。因此，若母乳妈妈喝酒，可选择等两小时后再将乳汁吸出来，或者在喝完酒几小时后把乳汁吸出后弃掉。

（2）咖啡因：建议母乳妈妈戒掉咖啡因或者慢慢地减少其摄入量。如果每次喝咖啡后哺乳，宝宝明显变得烦躁或挑剔，应戒掉或减少咖啡摄入。

（3）易引发过敏的食物：如果母乳妈妈有家族食物过敏史，或者担心宝宝会发生食物过敏，应避免哺乳期食用易过敏的食物。

（4）药物：无论是中草药还是西药，都应得到医生、药剂师的许可进行服用，以排除服用药物对乳汁的影响。

（5）香烟：哺乳期抽烟会给宝宝带来危险，香烟中的有毒化学物质会直接进入母乳并引发危险的副作用。另外，二手烟也是一个严重的问题，妈妈和宝宝都应避开二手烟。

（二）7～12月龄幼儿

母乳仍是7～12月龄的首选食品，世界卫生组织要求母乳最好喂养至24月龄，建议继续以母乳为主。此外，美国儿科学会建议婴儿6月龄时开始添加辅食。此时婴儿对食物更感兴趣、消化系统发育更完善、母乳及配方奶粉无法满足营养需求。让婴儿尝试多种多样的食物，膳食少糖、无盐，不加调味品，逐渐让婴儿自己进食，培养良好的进食能力，并定期监测婴儿生长发育情况，注意饮食卫生。

1. 继续乳类喂养的方法

（1）母乳喂养时间越长，母婴双方的获益越多

1）婴儿满6月龄后仍可继续进行母乳喂养，以获得能量、各种重要营养素，及抗体、母乳低聚糖等各种免疫保护因子。

2）继续母乳喂养可显著减少婴幼儿腹泻、中耳炎、肺炎等感染性疾病。

3）继续母乳喂养还可减少婴幼儿食物过敏、特应性皮炎等过敏性疾病。

4）母乳喂养婴儿长至成人期时，身高更高，且肥胖及各种代谢性疾病发病率明显减少。

5）继续母乳喂养还可增进母子间情感连接，促进婴幼儿神经、心理发育。

（2）7～12月龄婴幼儿母乳喂养量

1）7～9月龄婴儿每天的母乳量应不低于600毫升，每天应保证母乳喂养不少于4次。

2）10～12月龄婴儿每天母乳量约600毫升，每天应母乳喂养4次。

3）13～24月龄幼儿每天母乳量约500毫升。

4）对于母乳不足或不能母乳喂养的婴幼儿，满6月龄后需要继续

以配方奶作为母乳的补充。

2. 辅食添加

（1）辅食添加的原则

1）每次只添加一种新食物，遵循"由少到多、由稀到稠、由细到粗，循序渐进"的原则进行添加。

2）添加辅食从一种富铁泥糊状食物开始（如强化铁的婴儿米粉、肉泥等），逐渐增加食物种类，逐渐过渡到半固体或固体食物，如烂面、肉末、碎菜、水果粒等。

3）每引入一种新的食物应适应 2～3 天，保育人员需密切观察幼儿是否出现呕吐、腹泻、皮疹等不良反应，完全适应后再添加其他新的食物。

（2）辅食添加的时间

1）对于 7～12 月龄母乳喂养的婴儿，其所需要的部分能量，以及 99% 的铁、75% 的锌、80% 的维生素 B_6、50% 的维生素 C 等须从添加的辅食中获得。

2）因此，婴儿满 6 月龄时须尽快引入各种营养丰富的食物（图 4）。

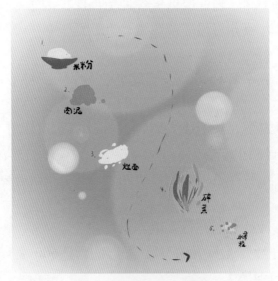

图 4　婴幼儿添加辅食

（3）添加的食物种类

1）谷物类：米粉、厚粥、软饭、面条等可为婴幼儿提供能量，但除了强化婴儿米粉外，一般缺乏铁、锌、钙、维生素 A 等营养素。

2）动物性食物：鸡蛋、瘦肉、肝脏、鱼类等，富含优质蛋白质、铁、锌、维生素 A 等，是婴幼儿不可缺少的食物。

3）蔬菜和水果：是维生素、矿物质以及纤维素的重要来源之一，具有多样的口味和质地，有助于婴幼儿学习和适应事物不同的味道、质地等。

4）豆类：是优质蛋白质的补充来源。

5）植物油和脂肪：提供能量以及必需脂肪酸。

（4）添加的食物量：7～24 月龄婴幼儿应摄入足量的动物性食物，每天应包括奶 500 毫升，鸡蛋 1 个，肉禽鱼 15～75 克。

（5）辅食喂养技巧和方法

1）耐心喂养，鼓励进食，但绝不强迫喂食。

2）鼓励并协助婴幼儿自己进食，培养进餐兴趣。

3）进餐时不看电视、玩玩具，每次进餐时间不超过 20 分钟。

4）进餐时保育人员与婴幼儿应有充分的交流，不以食物作为奖励或惩罚。

5）指导婴幼儿父母保持自身良好的进食习惯，以成为婴幼儿的榜样。

3. 一日喂养安排示例

（1）7～9 月龄婴儿一天膳食安排

早上 7 点：母乳和 / 或配方奶 120 毫升。

早上 10 点：母乳和 / 或配方奶 120 毫升。

中午 12 点：各种泥糊状的辅食，其中蛋黄 1 个，肉禽鱼 50 克。

下午 3 点：母乳和 / 或配方奶 120 毫升。

下午 6 点：各种泥糊状的辅食。

晚上 9 点：母乳和 / 或配方奶 120 毫升。

夜间母乳和 / 或配方奶喂养 1 次 120 毫升。

（2）10～12 月龄婴儿一日膳食安排

早上 7 点：母乳和 / 或配方奶 150 毫升，如婴儿米粉或其他辅食。以喂奶为主，需要时再加辅食。

早上 10 点：母乳和 / 或配方奶 150 毫升。

中午 12 点：各种厚糊状或小颗粒状辅食，可以尝试软饭、肉末、碎菜等。

下午 3 点：母乳和 / 或配方奶，加水果泥或其他辅食。以喂奶为主，需要时再加辅食 150 毫升。

下午 6 点：各种厚糊状或小颗粒辅食。

晚上 9 点：母乳和 / 或配方奶 150 毫升。

4. 培养 6～12 月龄婴幼儿良好的进食习惯

（1）为孩子营造轻松愉快的进餐环境，培养他们享受用餐的心理和集中精力进食的习惯

1）托育机构要为每位 6～12 月龄婴幼儿单独设置进食区和餐桌，另外，托育机构的专业人员陪同所有孩子围坐在餐桌旁，以营造和谐融洽的氛围。

2）婴幼儿用餐区要与游戏区隔离，以防止玩具等娱乐设施分散进食注意力。用餐区域应配有餐桌餐椅等餐厅基本设施，以培养孩子对用餐的仪式感。

3）让每位孩子在相对固定的座位上进餐，以引导其良好的生活习惯。

（2）辅助婴儿自主进餐，培养细嚼慢咽的好习惯

1）托育机构应为婴幼儿配备属于自己的卫生洁净的餐具，包括碗、盘、勺、筷、叉、杯。在喂养辅食过程中，要合理、全面地使用餐具，以为后期锻炼孩子自主使用餐具打下基础。

2）尊重孩子手抓食物进食，鼓励孩子使用工具进食。做好餐前卫生清洁的准备工作，例如为孩子佩戴围嘴儿、套袖等，以便于后期地板、餐桌和孩子衣物等的清洁。

3）不催促孩子进食，积极鼓励孩子进食。当孩子拒绝一种新添加的食物时，不能强迫其食用，可以再尝试或者采用看、闻、舔、吃循序渐进的方式鼓励孩子尝试新的食物。

4）尝试分别进食不同质地食物，有助于帮助孩子学习咀嚼不同质地食物。

5. 监测 6～12 月龄婴儿生长发育情况以及时对喂养进行调整（表2）

表2　6～12月龄婴儿生长发育情况

	月龄	体重/kg	身长/cm	BMI/(kg·m⁻²)	头围/cm	臂围/cm	肩胛下皮褶厚度/cm	肱三头肌皮褶厚度/cm
女孩	6	5.7～9.3	61.2～70.3	14.1～20.3	39.6～44.8	11.7～16.3	5.1～10.6	6.2～13.4
	7	6.0～9.8	62.7～71.9	14.2～20.3	40.2～45.5	11.8～16.5	5.0～10.4	5.9～13.2
	8	6.3～10.2	64.0～73.5	14.1～20.2	40.7～46.0	11.9～16.6	4.9～10.2	5.8～12.9
	9	6.5～10.5	65.3～75.0	14.1～20.1	41.2～46.5	11.9～16.7	4.8～10.1	5.6～12.7
	10	6.7～10.9	66.5～76.4	14.0～19.9	41.5～46.9	12.0～16.7	4.7～10.0	5.5～12.5
	11	6.9～11.2	67.7～77.8	13.9～19.8	41.9～47.3	12.0～16.8	4.7～9.9	5.4～12.3
	12	7.0～11.5	68.9～79.2	13.8～19.6	42.2～47.6	12.1～16.8	4.6～9.8	5.4～12.2
男孩	6	6.4～9.8	63.3～71.9	14.7～20.5	40.9～45.8	12.2～16.5	5.2～10.4	6.4～13.3
	7	6.7～10.3	64.8～73.5	14.8～20.5	41.5～46.4	12.3～16.7	5.1～10.2	6.2～13.1
	8	6.9～10.7	66.2～75.0	14.7～20.4	42.0～47.0	12.4～16.8	5.0～10.0	6.0～12.8
	9	7.1～11.0	67.5～76.5	14.7～20.3	42.5～47.5	12.4～16.9	4.9～9.8	5.9～12.6
	10	7.4～11.4	68.7～77.9	14.6～20.1	42.9～47.9	12.5～17.0	4.8～9.7	5.7～12.4
	11	7.6～11.7	69.9～79.2	14.5～20.0	43.2～48.3	12.0～17.0	4.7～9.6	5.6～12.2
	12	7.7～12.0	71.0～80.5	14.4～19.8	43.5～48.6	12.0～17.1	4.7～9.5	5.5～12.1

注：数据来源：《2006年世界卫生组织儿童生长标准》6～12月龄婴儿生长标准的参考数据。

（1）监测6~12月龄婴儿生长发育指标及方法：参考0~6月龄婴儿生长发育的监测指标和方法。

（2）监测6~12月龄婴儿生长发育的具体方法与调整喂养的建议

1）为每位6~12月龄婴儿建立生长发育监测卡片，随时记录随时回顾和查看。

2）除了通过对婴儿的生长发育情况进行监测外，托育机构的专业人员应该时刻注意婴儿是否对特定食物产生过敏反应或不耐受的症状，特别是母乳和八大类常见过敏食物，包括奶类、蛋类、花生、坚果类、鱼类、甲壳类、小麦和大豆。若产生相关症状应及时调整喂养食物的种类，并告知家长及时到医院就诊。

3）若孩子出现生长发育不良的情况要及时告知家长到医院就诊，并进行托育机构喂养食物营养排查。回顾每日/周能量和营养素供应情况，回顾每日/周孩子进食积极与否，回顾每日/周孩子在进食后出现腹泻、便秘、多臭屁的情况，综合分析以调整食谱、辅食烹调方式和喂养教育方式。

（三）13~24月龄儿童

母乳仍是13~24月龄幼儿重要的营养来源，但单一的母乳喂养已经不能完全满足其对能量以及营养素的需求，必须引入其他营养丰富的食物。此阶段幼儿胃肠道等消化器官迅速发育，感知觉以及认知能力快速发展，需要更多的机会接触、体验和适应多样化的食物，逐渐从被动进食向自主进食转变。此阶段应特别注意培养幼儿形成良好健康的饮食习惯，降低因缺乏科学饮食教育而导致的幼儿发育不全、肥胖等营养性疾病的风险。

1. 喂养技巧和方法

（1）奶类仍是13~24月龄幼儿营养能量供应的主要来源：具体见6~12月龄婴儿的要求。

（2）注重科学搭配以增加食物多样性

1）每餐膳食应搭配谷类、蔬菜、动物性食物等，每天应安排水果，在保证奶量充足的前提下，幼儿饮食应该保证：

①每日蛋1个。

②每日鱼、禽、肉等动物性食物 50 ~ 100 克。

③每周 1 ~ 2 次动物肝、血、脑等内脏加工成泥状,每次约 10 ~ 20 克。

④每日蔬菜 100 ~ 125 克。

⑤每日水果 50 ~ 100 克。

⑥每日豆类及豆制品 20 ~ 25 克,可选择豆腐、豆浆、豆芽等。

⑦每日谷类 80 ~ 100 克,可选择面粉、大米、玉米粉、小麦、高粱、燕麦等的总和,推荐多种谷类掺着吃。

⑧每日油脂类 15 ~ 20 克,可选择小糕点、适量坚果类如花生、核桃、杏仁、松子、榛子、白果、莲子、瓜子等。

⑨每日糖或含糖食品 10 ~ 25 克,过多摄入糖类会影响幼儿食欲,增加龋齿的危险。

2)注重食物品种多,花样新,营养丰富每天应尽量保证食物品种在 20 ~ 30 种以上(包括调味品)。

①每天应尽量保证食物品种在 20 ~ 30 种以上(其中包括油、盐、酱、醋等调味品)。

②提供的食物应"五颜六色",如保证各色蔬菜的摄入,水果做成水果拼盘。

3)采用适宜的烹调和加工方式,考虑食物的色香味俱全。

①限制果汁摄入量,避免提供低营养价值的饮料,以免影响食欲及进食量。

②烹调方式上,宜采用蒸、水煮、清炖、煨、凉拌等,不宜采用油炸、烤、烙等方式。

③在主副食的选料、洗涤、切配、烹调的过程中,方法应当科学合理,减少营养素的损失,符合儿童清淡口味,达到营养膳食的要求。

④膳食少糖、少盐,尽可能少用或不用含味精或鸡精、色素、糖精等调味品。

⑤特别注意要完全去除皮、骨、刺、核等,大豆、坚果类硬质食物,应先磨碎或制成泥糊状进食。

⑥幼儿膳食应专门单独加工、烹制。

⑦烹调食物注意色、香、味、形,提高儿童的进食兴趣。

⑧食物不宜加工的太碎、太烂、太软,影响幼儿咀嚼能力、吞咽能力、舌的运动能力和颌面的发育。

4)托育机构至少每季度进行 1 次膳食调查和营养评估。儿童热量和蛋白质平均摄入量全日制托育机构应当达到"DRIs"的 80% 以上,寄宿制托育机构应当达到"DRIs"的 90% 以上。维生素 A、维生素 B_1、维生素 B_2、维生素 C 及矿物质钙、铁、锌等应当达到"DRIs"的 80% 以上。三大营养素热量占总热量的百分比是蛋白质 12% ~ 15%,脂肪 30% ~ 35%,碳水化合物 50% ~ 60%。每日早餐、午餐、晚餐热量分配比例为 30%、40% 和 30%。优质蛋白质占蛋白质总量的 50%以上。

(3)合理安排进餐时间,保证"三餐三点"

1)幼儿饮食一日要吃 5 ~ 6 餐,依据"三餐三点"原则合理分配幼儿进食时间。

2)每日进餐时间可安排为:

早餐:7 ~ 8 点,以奶类为主。

早点:8 ~ 9 点,以蒸蛋羹、小糕点为主。

午餐:11 点半 ~ 12 点半,稠粥、软饭或烂面,有荤有素,多种食品。

午点:下午 2 点半 ~ 3 点半,奶或奶制品,水果、坚果、饼干等。

晚餐:下午 5 点半 ~ 6 点半,奶类或稠粥、软饭、烂面。

晚点:晚上 8 点半睡前,奶类。

(4)培养 12 ~ 24 月龄婴幼儿良好的饮食行为习惯,预防偏食挑食

1)定时:依据"三餐三点"原则合理分配幼儿进食时间。

2)定点:托育机构要固定幼儿进食地点和喂食者,用固定的餐具,使幼儿形成必要的条件反射。

3)定量:保证吃好正餐,不随意给零食和糖果(图 5),三餐三点不应忽略、合并,且每餐分量足,能量分配合理不随意改变。

4)鼓励:喂食者可逐步引导幼儿自主进食(图6),学会从奶瓶(图7)、勺子、杯子、碗、到筷子的顺序使用餐具,既锻炼幼儿的手眼协调能力,有利于脑发育,又能让幼儿获得心理满足,建立起自信心。

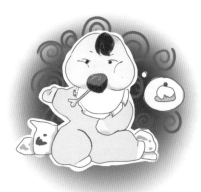

图5　保证吃好正餐,不随意给零食和糖果

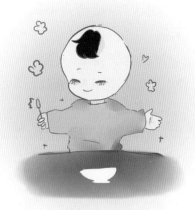

图6　鼓励幼儿自主进食

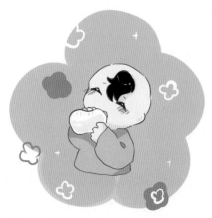

图7　引导幼儿自行用奶瓶进食

5）进餐环境应当卫生、整洁、舒适。餐前做好充分准备，按时进餐，保证儿童情绪愉快，培养儿童良好的饮食行为和卫生习惯。

①托育机构应注意饭前收好玩具，让幼儿如厕，洗手，休息片刻，振奋食欲，避免幼儿感到突然而拒食。

②营造良好的进餐环境，进餐场所安静愉悦，餐桌椅、餐具儿童化，激发幼儿进食兴趣。

③每次碗里食物不宜盛放过多，吃完饭以后给予适当表扬，使幼儿感觉到鼓励和快乐。

④托育机构喂食者应保持精神愉快，有耐心，不责骂孩子，不烦躁，不被外界的干扰而影响或打断用餐。

6）托育机构喂食者应及时纠正幼儿不良饮食行为。

2. 一日饮食安排示例

13～24月龄幼儿一日膳食安排

早上7点：母乳和/或配方奶125毫升，加婴儿米粉或其他辅食，谷物类约50～100克，尝试家庭早餐。

早上10点：母乳和/或配方奶125毫升，加水果或其他点心。

中午12点：各种辅食，鼓励幼儿尝试成人的饭菜，鸡蛋1个，鼓励幼儿自己进食。

下午3点：母乳和/或配方奶125毫升，加水果或其他点心。

下午6点：各种辅食，鼓励幼儿尝试成人的饭菜，肉禽鱼50～100克，鼓励幼儿自己进食。

晚上9点：母乳和/或配方奶125毫升。

（四）25～36月龄儿童

当幼儿满25月龄时，可逐渐停止母乳喂养，但是每日应继续提供配方奶粉或其他的乳制品。同时，根据幼儿的牙齿发育情况，适时增加细、软、碎、烂的膳食，种类不断丰富，数量不断增加，逐渐向食物多样化过渡。此阶段，应特别注意正确选择零食品种，合理安排零食时机，使之既可增加儿童对饮食的兴趣，并有利于能量补充，又可避免影响主餐食欲和进食量。应以水果、乳制品等营养丰富的食物为主，使儿童保持合理体重增长，避免儿童瘦弱、超重和肥胖。每日足量饮水,控制高糖饮料的摄入,定期监测幼儿生长发育状况(图8)。托育机构还要注意确保饮食卫生,严格进行餐具消毒。

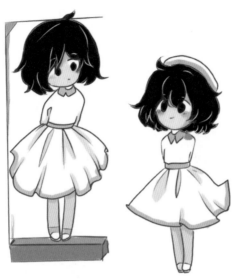

图8　定期监测幼儿生长发育状况

1. 喂养技巧和方法

(1)每天饮奶,足量饮水,正确选择零食

1)逐渐停止母乳喂养,每日继续供应配方奶粉 80 ~ 100 克,冲调后为 400 ~ 600 毫升,或者提供鲜牛奶约 350 毫升。奶类摄入以婴幼儿配方奶粉或鲜牛奶为主。

2)建议 24 ~ 36 月龄的幼儿首选婴幼儿配方奶粉,或者强化了铁、维生素 A 等多种微量营养素的配方奶粉。

3)每日足量饮白开水,饮水应以白开水为主。

每日上、下午各 1 ~ 2 次集中饮水,1 ~ 3 岁儿童饮水量每次 50 ~ 100 毫升。

幼儿需要的水除了来自营养素在体内代谢生成的水和膳食食物所含的水分(特别是奶类、汤汁类食物含水较多)外,大约有一半的水还需要通过直接饮水来满足。

目前市场上许多含糖饮料和碳酸饮料含有葡萄糖、碳酸、磷酸、咖啡因等物质,过多地饮用这些饮料,不仅会影响孩子的食欲,使儿童容易发生龋齿,而且还会造成摄入过多能量。

4)正确选择零食,膳食应清淡少盐。

对待零食应予以科学的认识和合理的选择,24～36月龄幼儿的零食应以补充不足的能量和营养素为主。

(2)食物应合理烹调,易于消化,少调料,少油炸

1)24～36月龄幼儿膳食应专门单独加工、烹制。

2)应将食物切碎煮烂,易于幼儿咀嚼、吞咽和消化,硬果类食物应制成泥糊浆等状态进食。

3)口味以清淡为好,不宜过咸过辛辣,尽可能少用或不用味精、鸡精、色素、糖精等调味品。

4)烹调中不宜油炸、烤、烙。

(3)不挑食,不偏食,养成良好饮食习惯:特别关注幼儿偏食、挑食、拒食、暴饮暴食等不良饮食习惯,并及时纠正;常见的不良饮食习惯包括:

1)偏食,只爱吃某些食物,而不吃另一些食物(图9)。

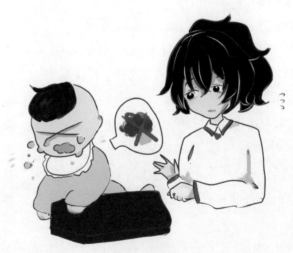

图9　偏食

2)挑食,只挑自己喜好的食物,对于不喜欢或从没有吃过的食物就不吃。

3)拒食,拒绝大人要求、强迫吃的食物(图10)。

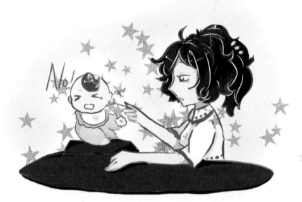

图 10 拒食

4）暴饮暴食，吃的东西超过孩子的实际需要或生理承受能力。

2. 一日饮食安排示例

25 ～ 36 月龄幼儿一日膳食安排

早餐：燕麦粥 1 碗（燕麦 10 克，大米 10 克，核桃 2 ～ 5 克），白水煮蛋 1 个，蔬菜小菜 10g。

上午加餐：香蕉 1 个，牛奶 1 杯（200 ～ 250 克）。

中餐：米饭（大米 25 克），小米粥（小米 15 克），红烧鸡肉（鸡肉 25 克，蘑菇少许），清炒西蓝花（西蓝花 100 克），醋熘土豆丝（土豆 50 克）。

下午加餐：酸奶 200 ～ 250 克。

晚餐：米饭（大米 40 ～ 45 克，蒸南瓜 80 ～ 100 克），清蒸鲈鱼（鲈鱼 20 ～ 25 克），油菜汤（油菜 60 ～ 100 克），红烧豆腐（豆腐 100 克，肉末 20 ～ 30 克）。

每天饮白开水 1 000 ～ 1 500 毫升。

九、婴幼儿常见营养不良性疾病及预防方法

（一）缺铁性贫血

0 ～ 3 岁婴幼儿是缺铁性贫血的高发群体，婴幼儿营养性缺铁性贫血会对婴幼儿的健康生长及发育产生严重影响（图 11），容易诱发

婴幼儿产生睡眠质量下降、体重降低、食欲减退以及精神萎靡等情况，情况严重则有可能诱发因组织缺血的身体系统损伤。导致婴幼儿产生营养性缺铁性贫血疾病的重要危险因素有母亲孕晚期贫血、新生儿体重过低、早产儿、辅食添加不合理、挑食偏食等。因此，对婴幼儿的饮食搭配、饮食习惯进行干预是预防营养性缺铁性贫血的重要方法。

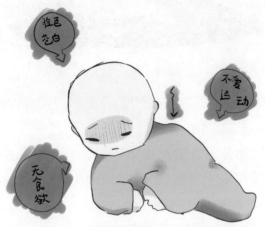

图 11　宝宝缺铁出现眼睑泛白、脸色苍白、
乏力、不爱动、无食欲等症状

1. 对早产儿、低体重婴幼儿和母亲孕晚期贫血的婴幼儿的贫血状况进行监控并补充膳食营养补充剂

（1）对于早产、低出生体重、母亲孕晚期贫血的婴幼儿使用膳食营养补充剂补充铁元素：

1）出生 1 个月后补充元素铁每天每千克体重 2 毫克。

2）根据贫血筛查情况，补充到 12 月龄或 23 月龄。

（2）使用强化铁的婴幼儿食品代替普通食品进行辅食制作。

1）使用强化铁的婴儿米粉代替普通米粉制作辅食。

2）其他添加辅食的注意事项同普通婴幼儿。

2. 顺应各月龄婴幼儿的喂养指导，特别注意婴幼儿摄入富含铁食物的情况

（1）对于普通 0～6 月龄，无营养性缺铁性的婴幼儿来说，无需刻意补充元素铁。

（2）若母乳不足或母乳质量低，可以辅以婴幼儿配方奶粉。

（3）应注意使用富含铁的食材制作辅食添加和辅食喂养频次：首先添加强化铁的婴儿米粉、肉泥等富铁的泥糊状食物。

（4）逐渐丰富辅食中富铁食物的种类，瘦肉、蛋黄每天各一次，健康动物肝/血每周2次，木耳、芝麻每周2～3次。

（5）多吃富含维生素C的食物，水果或蔬菜泥（碎）可促进膳食铁的吸收，最好每餐都有。

（6）对于富含草酸的食物例如菠菜，在与含铁食物混合之前，首先用沸水稍加焯煮以减少草酸对铁的抑制。

（7）6～8月龄母乳喂养婴儿最低辅食喂养频次为每日2次，9～23月龄母乳喂养婴儿为每日3次，6～23月龄非母乳喂养婴儿奶类和辅食的最低喂养频次为每日4次，以保证充足的能量及营养素的摄入。

（8）辅食添加的种类、时间和制作要求同各月龄婴幼儿喂养策略中辅食添加部分。

（9）若出现营养性缺铁性贫血的情况，可配合医嘱使用元素铁营养补充剂：6～12月龄婴儿每日补充1.5～9.0毫克元素铁，13～36月龄补充1.5～10.8毫克元素铁。

3. 培养良好的饮食行为习惯，辅以元素铁营养补充剂

（1）每个月龄段的婴幼儿饮食行为习惯的具体培养方法见每月龄段的婴幼儿喂养指南。

（2）良好的饮食行为习惯应早培养，因此每个月龄段婴幼儿应有着重注意的饮食习惯，特别是辅食添加阶段：6～12月龄通过辅助孩子尝试不同辅食的种类，引导孩子对食物不产生抗拒心理；12～24月龄要注意避免外界的环境对辅食喂养过程中孩子集中力的影响，并通过定时定点定量喂养以培养孩子对吃饭的仪式感；24～36月龄要在尊重孩子的喜恶意愿的前提下，合理引导孩子的进食种类，防止偏食挑食的发生。

（3）在纠正或引导孩子的饮食行为习惯的过程中,注意孩子的营养摄入情况。

（4）若孩子不愿意进食含铁食物(例如瘦肉、猪肝、木耳等),出现偏食挑食,可在医生指导下适当采用铁营养补充剂。

（5）若孩子对整个辅食喂养产生抗拒或少食,在纠正孩子饮食习惯的过程中可以添加营养包喂养,以保证营养供给。

（二）维生素D缺乏性佝偻病

维生素D缺乏是儿童佝偻病发生的重要原因。维生素D缺乏性佝偻病不单单表现在骨骼发育方面,还表现在神经、肌肉、造血和免疫功能方面。6月龄内的婴幼儿若发生维生素D缺乏性佝偻病会出现初期症状,即神经系统兴奋性增高、烦躁、夜间哭闹、多汗、摇头、枕秃等,若发展为激期(即典型表现期)则会表现出骨骼发育障碍,严重可出现O形腿、X形腿的畸形,并可出现运动及语言发育延迟,免疫力降低等。维生素D缺乏可能与三个原因有关:母亲孕期和哺乳期的营养缺乏、饮食中维生素D缺乏、日光照射缺乏。

1. 高危人群应注意及时补充维生素D

（1）托育机构在接收婴幼儿的时候应该对婴幼儿出生时的体格情况,以及母亲孕期健康状况进行调查记录,以识别高危人群。

（2）早产儿、低出生体重儿、双胎儿生后即应补充维生素D每天800~1 000U。连用3个月后改为每天400~800U。

2. 0~6月龄婴幼儿在坚持母乳喂养的原则下,关注母乳质量

（1）孕期和哺乳期母亲的营养健康状况若没有较大缺陷,通过母乳喂养即可满足0~6月龄婴幼儿对维生素D的需求。

（2）关注孕期和哺乳期母亲的营养情况,若出现母乳质量下降,及时补充适龄的婴幼儿配方奶粉,采取混合喂养。

3. 6~36月龄婴幼儿辅食中使用富含维生素D的食材,并可辅以适当的维生素D营养补充剂

（1）补充富含维生素D、维生素K、维生素A、维生素C、钙、磷等

营养物质的食材,以维持骨骼健康发育。

（2）可以使用蛋黄、鱼肝油、动物肝脏、深海鱼类、菠菜、橙红色蔬菜水果等食材。

（3）尽早培养婴幼儿良好的饮食习惯,保证营养充足,具体的方法见各月龄婴幼儿喂养指南。

（4）食物中的维生素 D 含量有限,可适当补充维生素 D 营养补充剂。

（5）由于 6~36 月龄婴幼儿的膳食中均有奶类的摄入,因此无需辅以钙制剂的补充。

（6）由于维生素 D 是脂溶性维生素,切忌过量补充,维生素 D 营养补充剂的使用应在医生指导下进行。

4. 通过日光照射自然补充维生素 D

（1）避免 0~6 月龄婴幼儿接受户外阳光直射。

（2）0~6 月龄婴幼儿可以在室内适当接受阳光照射,在夏日的上午 9:00~10:00 和下午的 4:00~5:00,将孩子抱到阳光充足的房间,打开窗户照射 10~15 分钟,并注意在照射的过程中对孩子的眼睛和皮肤进行适当的保护,以减少直射。

（3）6~12 月龄婴幼儿可适当接受户外阳光照射,但应该注意时间地点和频率的选择。

可在日光和煦,气温适宜的条件下将孩子抱到室外适当进行阳光照射可选在晚春和夏季的上午 9:00~10:00 和下午 4:00~5:00 在户外晒太阳。每次晒太阳的时间不能超过 1 个小时,可以选择少量多次的形式,例如在天气允许的条件下,上午下午各一次,每次 15~30 分钟,每周 3~4 次。

将孩子抱到非阳光直射的地方晒太阳,例如树荫下的斑驳地带或其他有建筑物遮挡的地方。

（4）适当将 12~24 月龄婴幼儿的活动范围扩展到户外,增加晒太阳的机会,但也不应该超过 1 小时。

（5）增加 24~36 月龄婴幼儿的户外活动(图 12)。

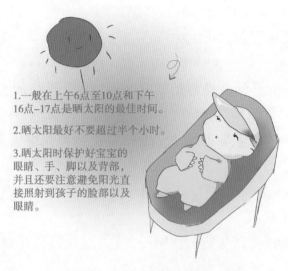

1.一般在上午6点至10点和下午16点-17点是晒太阳的最佳时间。

2.晒太阳最好不要超过半个小时。

3.晒太阳时保护好宝宝的眼睛、手、脚以及背部，并且还要注意避免阳光直接照射到孩子的脸部以及眼睛。

图12　增加婴幼儿的户外活动

（三）超重 / 肥胖

随着经济社会的发展，儿童超重 / 肥胖问题日渐严重。婴幼儿时期的喂养失衡造成的超重 / 肥胖会延续到儿童、青少年甚至成年时期。婴幼儿时期产生超重 / 肥胖的原因有 4 种，首先是食物摄入量过多，其次是婴幼儿饮食习惯和喂养方式出现问题，还有辅食添加的种类时间不合适，最后就是零食问题。这些原因都会使婴幼儿因偏食挑食或暴饮暴食导致的营养素摄入不均衡，而导致营养过剩性的营养不良。

1. 控制能量摄入，注重食物营养

（1）0 ~ 6 月龄婴幼儿坚持母乳喂养：母乳喂养可以降低婴幼儿肥胖风险，并对婴幼儿的食量自然控制。

若完全母乳喂养不能满足要求，在采用混合喂养和人工喂养的过程中注意量的控制，可以中国居民膳食能量摄入推荐量的90% ~ 110% 计算奶粉摄入量。

（2）6 ~ 12 月龄婴幼儿注意辅食的添加顺序和辅食食材的选择：不宜过早添加固体辅食，不要在 4 个月内添加固体辅食，一开始所添加的辅食状态最好是泥糊状。

无需过度控制膳食脂肪的摄入，但应该注意摄入的脂肪种类。建议脂肪供能应占总能量的 40%，其中 4% 来自亚油酸、0.5%α-亚麻酸，DHA 每天 100 毫克。

（3）12～24 月龄婴幼儿可添加的辅食种类增多，应注意辅食的烹调。

在辅食制作的过程中无需添加额外的糖（包括蜂蜜）和盐。

避免给予婴幼儿果汁或其他含糖饮料。

（4）24～36 月龄婴幼儿控制零食的摄入。

24～36 月龄婴幼儿对食物有更为自主的选择，此时应该控制其零食的摄入。

不要把零食当作奖励的手段。

三餐之间的两次加餐零食可以选择水果、奶类作为加餐，不要选择糖果、糕点等能量密度过高的食品作为零食。

2. 选择合理的喂养方式，控制食物摄入量

（1）喂养位置固定：0～6 月龄母乳喂养阶段的喂养位置一般都较为固定。开始添加辅食后，应为婴幼儿配备专用的餐椅、餐桌，喂养人与婴幼儿面对面以实时观察婴幼儿是否饱足。

（2）喂养环境安静：喂养辅食的过程中不要与孩子做运动性或竞争性活动。喂养环境应该安静，不要在有电视及人群噪声干扰的地方喂食。

（3）喂养人员要积极与婴幼儿进行交流：喂养人与婴幼儿的交流包括喂养人与婴幼儿说话、对婴幼儿微笑、进行目光交流、及时对婴幼儿的一些动作和语言给予反馈及婴幼儿对喂养人的反应。

喂养人应积极应对孩子进食困难，因为孩子进食困难可能是因为已经吃饱，切忌强迫孩子扩大食量。

3. 关注孩子的睡眠质量和活动情况，监控孩子的体重情况

（1）保证婴幼儿睡眠时间和睡眠质量，防止产生慢性睡眠障碍：

1）足够的睡眠时间和良好的睡眠质量是预防超重／肥胖发生的关键。

2）1 个月新生儿：一昼夜要 20 小时睡眠时间，睡眠时观察婴幼儿的姿势是否正确。

3）2~3个月：每天除吃奶、大小便外均为睡眠时间，约18小时，观察婴幼儿的姿势是否正确。

4）4~6个月：白天要睡眠3次，每次约需2小时，共约6小时，观察婴幼儿的姿势是否正确，总睡眠时间每天15~18小时。

5）7~12个月：白天要睡眠3次，每次也在2小时左右，共约6小时，观察婴幼儿的姿势是否正确，总睡眠时间每天15~18小时。

6）13~18个月：白天要睡眠2次，每次1.5~2小时，共3~4小时，观察婴幼儿的姿势是否正确，总睡眠时间每天12~15小时。

7）18~24个月：白天要睡眠1次，2~2.5小时，除观察睡眠姿势是否正确外，还要观察是否闭眼，睡得是否安静，是否睡够应睡的时间等，总睡眠时间每天12~15小时。

8）24~30个月：白天要睡眠1次，约2.5小时，除观察睡眠姿势正确与否，还要看能否安静入睡及醒后经成人提醒能否安静躺着，不影响别人，是否睡够应睡的时间及醒后精神是否饱满愉快等，总睡眠时间每天11~13小时。

9）30~36个月：白天要睡眠1次，约2小时，除观察睡眠姿势是否正确，还要看是否主动躺好，是否安静入睡，醒后能否静卧，不哭不闹等，总睡眠时间每天11~13小时。

10）为婴幼儿白天提供安静、暗光线和相对独立的入睡环境。

11）关注婴幼儿是否有在睡眠过程惊起的现象，若有的话及时安抚，情况严重及时就医，防止出现慢性睡眠障碍。

（2）辅助婴幼儿活动，保证一定的体力消耗：

1）7个月的婴幼儿可以开始学习"坐"，托育机构人员应及时引导婴幼儿变换姿势，不要一直躺着。

2）8个月的婴幼儿开始学习"爬行"，可以通过玩具和口头鼓励引导婴幼儿及时学习，通过"爬"防止久坐和久躺。

3）12个月后的婴幼儿逐渐可以学习在地面上的走姿和跑姿，在保证安全的条件下及时引导。

4）24个月后的婴幼儿自由活动更为熟练，可以根据具体情况适当增大运动量。

5）婴幼儿在未处于睡眠状态时，可以辅助婴幼儿进行一些蹬腿摆手的活动。

（3）监测婴幼儿的体重情况，及时对其膳食摄入、活动情况做出调整，或及时就医：

根据各年龄段的身高／体重标准，对各年龄段的发育状况进行定时监测。对于巨大儿这类高风险人群特别关注其在后续发育过程中是否出现超重／肥胖情况。

（四）低体重／生长迟缓

早产低体重／生长迟缓婴幼儿因其在母体的生长发育和器官功能的建立不够，因此比起足月正常体重婴幼儿更容易出现喂养困难，例如喝奶时的呛咳等生理问题和拒食、挑食、咀嚼吞咽困难、进食缓慢及进食过程中的哭闹情绪、进食时需要玩具诱哄等行为问题。这些喂养问题如果得以解决，将有助于中晚期早产儿（孕 32 ~ 36 周出生）生长发育的恢复。

1. 保证母乳或婴幼儿配方奶粉喂养，及时纠正液体喂养问题

（1）喂奶时机适当：不在婴儿哭闹或者欢笑时喂奶，不要等宝宝已经很饿了才喂，宝宝吃得太急容易呛。孩子吃饱了不可勉强再喂，强迫喂奶容易发生意外。

（2）姿势体位正确：母乳喂养宝宝应斜躺在妈妈怀里（上半身成 30° ~ 45°），不要平躺在床上喂奶。人工喂养宝宝吃奶时更不能平躺，应取斜坡位，奶瓶底高于奶嘴，防止吸入空气。

（3）控制速度：妈妈泌乳过快奶水量多时，用手指轻压乳晕，减缓奶水的流出。或者让婴儿吃几口再拔出奶头，稍候片刻再予以喂养。人工喂乳的奶嘴孔不可太大，倒过来时奶水应成滴而不是成线流出。

注意观察：妈妈的乳房不可堵住宝宝鼻孔，一定要边喂奶边观察宝宝脸色表情，若宝宝的嘴角溢出奶水或口鼻周围变色发青，应立即停止喂奶。对发生过呛咳婴儿、早产儿，更应严密观察。

（4）排出胃内气体：喂完奶后，将婴儿直立抱在肩头，轻拍婴儿的背部帮助其排出胃内气体，最好听到打嗝，再放婴儿在床上。床头宜高 15°，右侧卧 30 分钟，再平卧，不可让孩子趴着睡，避免婴儿窒息。

（5）早产低体重 / 生长迟缓的婴幼儿易出现吮吸疲劳，若情况不严重有，可以通过少量多次的形式锻炼婴幼儿的吮吸功能，以保证乳制品的喂养。

（6）孩子出现不想吮吸时，应当积极应对，不应该放弃让孩子吮吸。

（7）出现严重吮吸困难，严重影响孩子营养摄入的时候，及时就医。

2. 适当延长泥糊状辅食喂养时间，引导鼓励婴幼儿咀嚼

（1）早产低体重 / 生长迟缓的婴幼儿的咀嚼功能延迟，因此在添加辅食的过程中，可以适当延长泥糊状辅食的喂养时间，通过调整泥糊状辅食的稠度适当地过渡到固体食物。

（2）在添加固体食物时固体食物可以更碎一些，辅助和鼓励婴幼儿咀嚼。

（3）低体重 / 生长迟缓婴幼儿更容易出现选择性地吃、吃得太少太慢、胃口差等行为，因此出现这些信号的时候应该注意及时纠正。

（4）出现较为严重的偏食现象时，可以使用营养包补充营养素，但是绝大多数能量还是要通过辅食实现的。

（5）可以适当增加进餐次数，使孩子少量多餐保证营养摄入。

（6）辅食制作的色彩和形状可以丰富一些，通过感官好奇增大食欲。

3. 监测婴幼儿生长发育情况

（1）体重反映近期的营养状况，身长反映长期的营养状况，因此对婴幼儿生长发育的监测过程中身长和体重均要监测。不能过分关注体重情况，体重要与身长相匹配。

（2）有些婴幼儿因遗传等因素其体重一直偏低，只要孩子没有出现喂养困难，并且孩子的器官功能发育正常，则无需过度干预。

（3）关注孩子是否有异常生理现象，及时就医。

十、常见喂养问题及特殊情况下的喂养指导

（一）婴幼儿常见喂养难题及解决方案

1. 液体食物喂养难题

（1）保证母乳的安全摄入，避免呛奶

1）婴儿在吃奶过程中容易吐奶，吐出的奶水由食管逆流到喉咽部时，在吸气的瞬间误入气管，即是呛奶。呛奶易引发肺炎，呛奶严重者易发窒息，甚至导致死亡。托育机构的保育人员应指导妈妈正确的喂养母乳，避免呛奶。

2）喂奶时机适当，不在婴儿哭闹或者欢笑时喂奶，不要等宝宝已经很饿了才喂，宝宝吃得太急容易呛；孩子吃饱了不可勉强再喂，强迫喂奶容易发生意外。

3）姿势体位正确，母乳喂养宝宝应斜躺在妈妈怀里（上半身成30°～45°），不要平躺在床上喂奶。人工喂养宝宝吃奶时更不能平躺，应取斜坡位，奶瓶底高于奶嘴，防止吸入空气。

4）控制速度，妈妈泌乳过快奶水量多时，用手指轻压乳晕，减缓奶水的流出。或者让婴儿吃几口再拔出奶头，稍作片刻再予以喂养。人工喂乳的奶嘴孔不可太大，倒过来时奶水应成滴而不是成线流出；注意观察：妈妈的乳房不可堵住宝宝鼻孔，一定要边喂奶边观察宝宝脸色表情，若宝宝的嘴角溢出奶水或口鼻周围变色发青，应立即停止喂奶。对发生过呛咳婴儿、早产儿，更应严密观察。

5）排出胃内气体：喂完奶后，将婴儿直立抱在肩头，轻拍婴儿的背部帮助其排出胃内气体，最好听到打嗝，再放婴儿在床上。床头宜高15°，右侧卧30分钟，再平卧，不可让孩子趴着睡，避免婴儿猝死。

（2）保证母乳的方便摄入

"吸奶喂养"，就是用一个微型负压泵来抽吸妈妈的乳汁，喂养婴

儿。吸奶使用的是一套组装的器具，称为吸奶器，其结构很简单：1 个手柄式吸奶器或电动吸奶器、漏斗形吸乳罩和奶瓶，由聚碳酸酯、耐热 ABS、硅胶等材料构成的三通管连接起来构成。当漏斗形吸乳罩紧密扣在双侧乳头和乳晕部，开动吸奶器，就对乳房产生了真空吸引，吸出的乳汁流入奶瓶内，以备喂养宝宝。

（3）保证有针对性地补充牛奶

牛奶中富含蛋白质、糖、脂肪、钙和维生素 D，堪称是除母乳外最适合婴幼儿的营养食品。但是并不是对于所有的人都有益，并且对于婴幼儿来说，不同年龄段应给予不同的牛奶。

1）年龄小于 12 月龄：主要是母乳和 / 或者配方奶，不喝牛奶。

2）12 ~ 24 月龄：因 24 月龄以下的孩子为了满足其快速成长和大脑发育的需要，需要更多的脂肪，建议饮用全脂牛奶。

3）24 月龄以上：24 月龄以上，最好限制脂肪的摄入量，每日脂肪摄入量不能超过所摄入的总热量的 1/3。建议孩子喝降脂牛奶、低脂牛奶或者脱脂牛奶。

（4）保证幼儿饮用适量的水

1）水在维持人的生命，促进人体的新陈代谢方面起着主要作用，而且，由于新生儿体表面积较大，每分钟呼吸次数较多，使得水分蒸发量大，再加上肾脏由于排泄代谢产物，需要的液量也比较多，所以应及时给予水分。

2）对于幼儿，建议给宝宝准备类似于奶壶的水壶，宝宝会吸吮着喝或者吸着喝，增加宝宝们喝水的乐趣，更愿意喝水。

3）年龄小于 6 月龄：小于 6 月龄的宝宝并不需要喝水，因为从母乳和 / 或者配方奶粉中已经得到了所需的所有水分。

4）年龄大于 6 月龄：宝宝大于 6 月龄时是让他们喝水的绝佳时机，但是，要注意在 12 月龄之前宝宝实际上并不需要很多水。并且大于 6 月龄后添加的辅食中也有一定的水分，也不必遵循每天喝 8 杯水。

（5）婴幼儿要对汽水和果汁说"不"

1）汽水和果汁中含有一定糖分及添加剂，是引发婴幼儿肥胖及蛀牙的罪魁祸首。

2）可以用 100% 纯果汁饮品代替果汁和汽水饮品，满足婴幼儿想喝果汁和汽水的愿望。

2. 固体食物喂养难题

（1）保证婴幼儿可以添加辅食：托育机构的专业人员应辅助家庭判断婴儿是否需要添加辅食。世界卫生组织的婴儿喂养指南建议"纯母乳喂养 6 个月后，添加辅食，并继续母乳喂养至 2 岁"。一般小于 6 月龄添加辅食可能引起婴幼儿营养素不足以及增加患病危险。添加辅食过晚，宝宝没有得到所需营养、生长发育减慢以及发生营养不良和营养缺乏。婴儿需要辅食的特征表现：

1）婴儿体重达到 6.5～7 千克，体重达到一般标准，可以吃辅食了。

2）婴儿学会独坐，婴儿一般在 6 个月左右学会独坐。

3）头能抬高竖直，婴儿一般在 3～4 个月能长时间把头抬高竖直。

4）能张大嘴，对于拿着食物向婴儿走过来，表现出想吃的反应。

（2）实时观察婴幼儿状态，保证辅食的安全添加

1）托育机构专业人员应观察宝宝状态，宝宝吃了新添加的辅食后，要密切观察宝宝的消化情况。

2）如出现腹泻或便里有较多黏液的情况，要立即暂停添加该辅食，等宝宝恢复正常后再重新少量添加。

3）如果大便臭味很重，是对蛋白质消化不好。

4）如果大便中有奶瓣，是由于未消化完全的脂肪与钙或镁化合而成的皂块，大便发散，不成形，考虑是否辅食量加多了或者辅食不够软烂，影响了消化吸收。

5）如粪便呈灰色、质硬、有臭味，表示牛奶过多，糖分过少，需改变奶和糖的比例。

6）观察婴儿的皮肤颜色、光泽等变化。

7）婴儿的面颊、背部、腹部、胳膊上部、大腿内侧都含有一定厚度的皮下脂肪。当婴儿发生营养不良时，皮下脂肪层会立即减少，其消减的次序首先是腹部，其次是躯干、四肢，最后是面颊部。

8）如果婴儿发生了贫血，面色、指甲、眼睑都会苍白。有的婴儿皮肤上还会出现疙瘩或者湿疹，这是消化不好或对添加的某种食物过敏引起的。

（3）建立婴幼儿正确的饮食行为

1）营造一个快乐和谐的进食环境。

2）最好选在宝宝心情愉快和清醒的时候喂食。宝宝表示不愿吃时，千万不可强迫宝宝进食。

3）托育机构应辅助家庭共同鼓励宝宝自己拿汤匙进食，也可制作易于手拿的食物，满足宝宝的欲望，让其觉得吃饭是件有"成就感"的事情，食欲也会更加旺盛。

4）饭前10分钟先行预告，即使是婴幼儿也要提前告诉他们即将要做的事情，因为玩在兴头上的宝宝若被突然打断，会引起其反抗和拒绝。

3. 婴幼儿喂养心理和进食方式

（1）充分了解婴幼儿喂养行为变化

注意观察喂养过程中婴幼儿的行为变化：

1）宝宝吐气泡，需要添加辅食了。当宝宝长到4~5个月大时，需要添加辅食了，这时，饮食中逐渐补充了含淀粉等营养成分的食物，唾液腺受到这些食物的刺激后，唾液分泌明显增加。再加上宝宝的口腔小而浅，吞咽反射功能还不健全，不会用吞咽动作来调节口水，所以只要口水多了，就会流出口外。

2）乱扔食物，表明拒绝进食。托育机构应根据宝宝的实际需要和胃口好坏来对宝宝的进食有正确的预判，对于宝宝的吃饭问题，不能忽视。什么时间、吃什么由工作人员给予合理安排，而吃多少、怎么吃由宝宝来决定，让他们对自己盘子里的食物有发言权。

③吃饭时间长，说明注意力不集中。吃饭的时候，注意不给宝宝太多可供选择的东西，不看电视、不大声说话，让进餐在一种安静、平和的状态下进行。吃饭时间大约 30 分钟，不能边吃边玩或者玩弄食物。宝宝表现好获得奖励，以此培养宝宝的注意力及就餐时间。

（2）平衡婴幼儿的饮食，改善挑食、偏食以及厌食的情况

1）营造良好的进食环境。食物以它特有的属性作用于人的视觉、嗅觉、味觉等感官，食物的性质、色彩、性状等方面的变化。甚至食物放置的环境的变化，都会诱导人的食欲。宝宝喜欢的进食环境能调动他们吃饭的兴趣，增进食欲。吃饭时的气氛要轻松，让宝宝自在。千万别为了让宝宝多吃一口而想方设法，甚至大动干戈。不要在饭桌上责骂宝宝，不要强迫宝宝吃饭。

2）培养吃的兴趣。对于一两岁的孩子来说，独立意识开始萌芽，常常期望能自主选择食物，自己吃饭，然而由于能力有限，结果当然是弄得满地狼藉，一塌糊涂，如果工作人员取而代之，让宝宝只动口不动手，孩子无法享受自己吃饭的乐趣，会因此而拒绝进食。因此，尊重孩子的选择，培养孩子吃的兴趣是纠正不良饮食习惯的基础。

3）烹调得当，平衡膳食。均衡摄取各类食物，才可帮助宝宝健康成长。在宝宝喜欢吃的食物中加入其他不喜欢的食物或者新的食物，由少至多，让宝宝接受各类食物，逐渐改善挑食、厌食和偏食的情况。

（二）需要识别的疾病信号

婴幼儿无语言表达能力，无法用语言清楚地表达出自身的身体状况，但会用一些行为情绪信号进行表达，因此很有必要识别婴幼儿生病的征兆（表 3）。

表3 如何识别婴幼儿是否患有疾病

分类	表现
睡眠	婴幼儿每天大部分时间都是在睡眠中度过,一般情况下婴幼儿的睡眠质量较好,呼吸均匀,入睡较快。若婴幼儿睡眠情况与之前出现变化,如出现睡眠质量下降严重,易惊醒、入睡难、睡眠时摇头翻身次数较多时,则可能生病,身体不舒服
饮食	健康的婴幼儿食量一般是稳步增加的,若突然出现婴幼儿食量降低,拒绝摄食等表现,则要考虑患病情况
情绪	正常的婴幼儿在清醒状态下时一般情绪稳定,有精神,无特殊原因不哭闹。若出现精神萎靡、发热、目光无神、易烦躁等异常情绪,可能由于疾病导致的身体不舒服所引起
动作	婴幼儿正常的行为动作较为缓慢,若突然出现用手挠耳、挠头,经常性的快速摇头、揉眼睛、总是抓身体某个位置时,需要仔细观察抓挠的位置,是否出现皮肤发红、出疹、血管扩张等症状,考虑湿疹的可能性
大便	纯乳类喂养期间,婴幼儿大便一般以黄色或绿色为常见颜色,次数一般在一天3次内。若出现大便次数过多、大便变稀、黏液增多、肠鸣音频繁等现象,则要考虑腹泻的可能性

注:以上几种症状可能会单独出现也可能会联合出现,需要平时对婴幼儿认真仔细观察,及时发现,避免疾病对婴幼儿造成的健康危害。

(三)拒奶、厌奶的应对和处理

0~6月龄婴儿的全部食物均为奶,母乳或者配方奶。6~12个月的婴儿仍然以奶类为主要食物,固体食物为辅,拒奶和厌奶会导致婴儿的生长发育迟缓,拒奶和厌奶的原因主要分为生理性和非生理性,需针对不同原因进行调整。此时,母亲应该保持清淡饮食、养成哺乳的良好习惯。

1. 母亲饮食清淡,保持哺乳期饮食规律,以保证奶水味道和质量的一致。

2. 保持良好心情,平时多和婴儿密切接触,保持母婴心情愉快。

3. 创造安静舒适的喂养环境,喂奶时周围环境安静、熟悉,避免婴儿因分心导致的厌奶。

4. 不要强迫喂奶,可增加婴儿的活动水平,促进其喝奶。

5. 注意观察婴儿异常行为精神状态等。若由于生病导致,则及时就医。若日后需要使用奶瓶喂奶,则提前适应奶瓶,避免因此导致的厌奶。

（四）偏食、挑食的应对和处理

偏食、挑食不仅会影响幼儿的生长,导致幼儿发育迟缓,还可能影响幼儿的智力发育,并且可能会导致成年期的肥胖。偏食、挑食的原因有很多,可能由食物原因、父母挑食、喂养方式不当等因素导致。因此,养成合理的膳食结构十分重要。

1. 添加辅食期间,逐步做到辅食多样性,让婴儿尝试不同的食物。

2. 辅食添加后逐步转化事物的性状,7~12月龄幼儿的食物性状应逐渐从泥状食物向碎状食物过渡。

3. 父母以身作则,做到不挑食不偏食。

4. 营造良好的进食环境,避免电视、游戏等干扰。

5. 促进幼儿的运动,产生饥饿感。

6. 减少零食、油炸食物等不健康食品的过早接触。

（五）咀嚼或吞咽困难的应对和处理

足月新生儿出生时两颊有坚厚的脂肪垫,有助于吸吮,已有较好的吸吮能力和吞咽功能,在喂养过程中要训练婴幼儿的咀嚼或吞咽能力（表4）。

表4　不同阶段婴幼儿训练咀嚼或吞咽能力的喂养建议

月龄	喂养建议
6~12月龄	提供多样化、半流质或半固体的食物,促进婴幼儿的进食来促进咀嚼或吞咽能力
12月龄以上	让婴幼儿习惯吃固体食物,锻炼咀嚼或吞咽能力

1. 6～12月龄,婴幼儿咀嚼及吞咽能力较前一阶段更进步,婴幼儿开始长牙,婴幼儿尝试以牙床进行上下咀嚼食物的动作,并且进食欲望也会加强,此阶段应该为婴幼儿提供更为多样化的食物,以促进婴幼儿的进食,并以半流质或半固体为主。

2. 12月龄以上,婴幼儿渐渐可以处理成人化的食物,30月龄左右乳牙出齐,婴幼儿开始利用牙齿,也有了不错的模仿能力。提醒婴幼儿把食物咬一咬,嚼一嚼,让婴幼儿习惯吃固体食物,锻炼咀嚼或吞咽能力。

(六)食物过敏的应对和处理

食物过敏和食物不耐受在婴幼儿中发生率极高,花生、坚果、鸡蛋、牛奶、豆制品等都是婴幼儿最常接触的食物,同时也是极易引发过敏反应的食物。发生食物过敏的婴幼儿会出现恶心、胃痛、呕吐、腹泻和血便等肠胃不适,荨麻疹、湿疹等皮肤疾病,呼吸困难、吞咽困难、哮喘或眼睛、嘴唇、舌头、面部、喉咙等局部肿胀。因此,接管有食物过敏史和食物不耐受史的婴幼儿时,托育机构应特别注意其饮食,避免食物过敏与食物不耐受症状的发生。

1. 提前规避过敏原和不耐受食物,并严格做好记录(表5)

表5　不同阶段婴幼儿规避过敏原的喂养建议

接管前	0～6月龄婴幼儿	6月龄以上婴幼儿
1)详细询问记录婴幼儿家族过敏遗传史和食物不耐受史; 2)若有,可查看并记录婴幼儿食物过敏筛查记录	1)可能引发食物过敏和食物不耐受的食品主要为奶制品; 2)以低致敏的深度水解婴幼儿配方奶粉作为过敏和不耐受婴幼儿的主要食物来源	第一次喂养辅时,一定要用单一食材制作,即一次只试验一种食物,并详细记录婴幼儿食用后的表现

(1)食物过敏具有家族遗传特性,可从家族过敏史初步判定婴幼儿过敏食物,降低食物过敏风险;

1）若婴幼儿父母具有食物过敏史，应特别注意避免婴幼儿避免摄入过敏食物。

2）若婴幼儿父母无食物过敏史，也应注意避免婴幼儿避免接触常见过敏食物。

（2）食物过敏婴幼儿以低致敏的深度水解婴幼儿配方奶粉作为主要食物来源。

（3）乳糖不耐受婴幼儿以无乳糖婴幼儿配方奶粉作为主要食物来源。

（4）引入其他食物时应依据"一次只试验一种食物"的原则：

1）每次给婴幼儿尝试新的食物建议间隔一天以上。

2）大部分食物引发的过敏反应是速发型的，反应时间在几分钟至几小时内不等，也有一些事物过敏是迟发型的，可能在食用两天后产生现象。

（5）严格做好婴幼儿食物过敏和食物不耐受的记录。

2. 特别关注常见的高致敏性和不耐受食物，留意食品标签中的过敏性成分（表6）

表6　常见过敏或不耐受食物

食物过敏与食物不耐受
1）世界卫生组织和联合国粮食及农业组织公布的高致敏性食物包括牛奶、鸡蛋、花生、坚果、鱼类、贝类、小麦和大豆
2）易引起婴幼儿乳糖不耐受的食物为牛奶
3）留意食品标签中的过敏性和不耐受性食物成分

高致敏性及易引发不耐受的食物（图13）包括：

（1）奶类、奶制品、奶副产品，如奶酪、蛋糕、面包、牛奶巧克力等。

（2）蛋类及蛋制品。

（3）花生及含花生的食品，如花生酱、甜曲奇、巧克力棒等。

（4）坚果类，如腰果、核桃、榛子、开心果、山核桃、杏仁和胡桃等。

（5）大豆及大豆类制品。

（6）小麦及小麦类食品，如婴儿米粉、混合谷物、面包、曲奇、蛋糕、饼干、麦片等。

（7）鱼类。

（8）甲壳类，如虾、蛤蜊、龙虾、螃蟹、扇贝等。

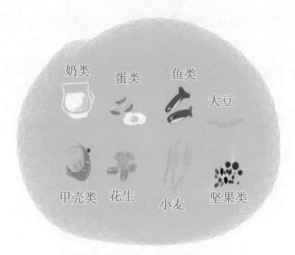

图13　常见八大类过敏食物

（七）腹泻的应对和处理

发生腹泻主要与下列因素有关：①消化系统发育不成熟，消化酶的活性较低，不易适应食物的质和量的较大变化；②机体防御功能较差，如胃内的酸度低，对进入胃内的细菌杀灭能力较弱；③血液中和胃肠道内的免疫球蛋白均比较低，对感染的防御能力相对比较低；④新生儿尚未建立肠道正常菌群；⑤使用抗生素时正常的肠道菌群容易造成失调；⑥人工喂养的婴幼儿不能从母乳中获得免疫球蛋白。

1. 判断婴幼儿是否腹泻

正常婴幼儿粪便状态：

（1）母乳喂养孩子每天排大便2~4次。大便为黄色或者金黄色，稠度均匀，有时有颗粒样奶瓣，有时大便稍稀略带绿色，大便有酸味，但无臭味。

（2）人工喂养的孩子每天排大便1~2次或者隔日1次。大便为淡黄色或者黄白色,质地干稠,因牛乳蛋白质含量较多,所以蛋白质分解产物多,大便臭味较重。如果牛乳加糖较多,大便可变柔软,次数也可增多。

（3）混合喂养孩子的大便呈暗褐色,粪便量多,臭味重,稠度较软。

2. 依据腹泻类型给予针对性的喂养（表7）

表7　针对不同腹泻类型的喂养建议

类型	喂养建议
奶瓣蛋花样便	减少饮食中脂肪、蛋白质的含量,适当延长哺乳间隔时间,缩短喂奶时间,以减少食量
发酵性腹泻	减少或暂停进食加糖的甜食和淀粉含量高的食物
腐败性腹泻	停止或减少进食蛋白质含量高的食物
脂肪性腹泻	对于母乳喂养的婴儿,注意缩短哺乳时间; 人工喂养的婴儿暂用3～5天脱脂牛奶或半脱脂牛奶
饥饿性腹泻	增加进食量。根据以往饮食习惯,由少到多,由一种到多种,逐渐添加食物

（1）奶瓣蛋花样便

1）诱因和表现:婴幼儿由于消化器官娇嫩,消化功能差,食入脂肪、蛋白质易引起消化不良,表现为大便次数增多,排出稀便如蛋花,其中夹有淡黄色米粒大小的奶瓣。

2）喂养建议:减少饮食中脂肪、蛋白质的含量,适当延长哺乳间隔时间,缩短喂奶时间,以减少食量。人工喂养的婴儿,可延长牛奶的煮沸时间,使牛奶中的脂肪颗粒变小,利于吸收。对于增加辅食的婴儿,应减少喂辅食的次数和数量,暂停增加从未吃过的食物品种。

（2）发酵性腹泻

1）诱因和表现:婴儿如喝过甜的糖开水、牛奶或其他饮料,或过多地喂食淀粉含量高的食物,如米糊、面条、甘薯等,或用炼乳喂养,导致肠道内糖分过多,无法消化吸收,就会夹杂少量食物残渣。大便次数增多,每日3～6次或更多。

2）喂养建议:减少或暂停进食加糖的甜食和淀粉含量高的食物。

饮食以浓缩鱼汤，或鱼肉米糊为佳。进食宜定时定量。淀粉类食物宜趁热吃，防止冷却后"回生"而呈老化状态，不易消化。可适当喂一些煮苹果水，或苹果泥、胡萝卜泥、开水煮苏打饼干等，以中和肠道的酸性环境。

（3）腐败性腹泻

1）诱因和表现：当婴儿进食过多的鸡蛋、牛奶、豆浆等蛋白质丰富的食物，或食物烹调不当、加热不够，可使大便呈糊状、褐色或淡黄色，混有鼻涕样黏液，散发出臭鸡蛋味，每日 3~8 次，量时多时少。

2）喂养建议：停止或减少进食蛋白质含量高的食物。如肉、蛋、鱼、虾、蟹、豆类等。在奶品中加入少量淀粉类食物，如米汤、奶糕等。母乳喂养的婴儿还可适量喂一些蔬菜、果汁等，增加肠道内的碱性，促进康复。

（4）脂肪性腹泻

1）诱因和表现：当幼儿进食油腻过多，或过食巧克力，或母乳含脂肪量较高，反复消化不良，肠道内消化酶减少，会使大便变稀，呈糊状，白色，夹有小米粒样白色奶瓣，外观发亮似奶油，量较多，臭味较重，每日排便 3~4 次或更多。

2）喂养建议：注意缩短哺乳时间。母乳可分三段，第一段贮存于乳腺管靠近乳头一端，较清淡，含钙、磷等矿物质较多，哺乳时婴儿最先吃到；最后一段白而稠，含脂肪较多。缩短哺喂时间，可避免婴儿吃到脂肪含量高的第三段乳汁，在喂过奶后挤掉。

人工喂养的婴儿暂用 3~5 天脱脂牛奶或半脱脂牛奶。脱脂牛奶就是将牛奶煮沸，去掉上面一层奶皮，反复 3 次即可。如果腹泻好转，则改为半脱脂奶，即只去一次奶皮。脱脂奶含脂肪量少，产热量低，不宜久用。

对已增加辅食的婴儿，暂停进食含脂肪多的饮食如猪肉、蛋类等，改喂谷类食物、大豆、胡萝卜等。腹泻时间长者添加高蛋白、低脂肪食物，如青鱼、鲤鱼、小黄鱼等。

（5）饥饿性腹泻

1）诱因和表现：婴幼儿在饥饿状态下，肠蠕动会代偿性地加快。当奶量不足或婴儿满月后仍用稀释牛奶，或因体质较差经常患病食欲低下，或因过多忌口，过分限制进食量，肠道便会不断排出不含或含量很少的黏液便，也可为黄绿色松散便，或棕色黏液便，有腥味，无臭味。每日排便 3~5 次，每次量少。

2）喂养建议：不能误认为是肠道感染而限制进食量，会进一步加重病情，酿成不良后果。饥饿性腹泻的婴儿在哺乳时或哺乳后啼哭，对这类病儿需要增加进食量。根据以往饮食习惯，由少到多，由一种到多种，逐渐添加食物。以稀释牛奶喂养的孩子，可改用全奶。根据月龄不同，加喂米汤、米糊、苹果泥、烂油条、藕粉等低油、低渣食物。每次加一种，加一匙或半匙，观察大便性状。如大便性状好转，食物品种、数量即可随之增加。

（八）便秘的应对和处理

婴幼儿便秘是指大便次数减少和 / 或粪便干燥难解，一般 2 天以上无排便，提示存在便秘。便秘时间不是一次两次，而是持续时间很长。主要表现为每次排便时啼哭不休，甚至发生肛裂或者是有脱出。肛裂的发生使婴幼儿对大便产生恐惧心理造成恶性循环，时间久了，可引起腹胀、食欲减退、哭闹和睡眠不宁等症状。

1. 减少高蛋白食物的摄入，增加高膳食纤维的食物（表8）

表8　针对便秘的喂养建议

婴儿期	幼儿期
（1）母乳喂养提醒乳母注意饮食均衡，并为婴儿提供足够的奶量	（1）幼儿减少高蛋白质食物的摄入
（2）建议选择以全脂牛奶乳脂为主，同时添加富含不饱和脂肪酸的植物油和藻油的奶粉，减少婴幼儿便秘的发生	（2）幼儿可多进食蔬菜、水果、粗粮、番薯等

（1）婴儿期以母乳喂养为主，托育机构应提醒乳母注意饮食均衡，不宜过食高蛋白食物：如鸡蛋、牛肉、虾、蟹等，应尽可能多吃青菜和水果。母乳喂养的婴儿出现便秘时，可另加润肠食物，如加糖的菜汁、橘子汁、蜜糖水、甜炼奶等。为婴儿提供足够的奶量，因奶量不足会引起便秘。

（2）牛乳、牛奶喂养的宝宝发生便秘：

1）可把奶粉稀释，碳水化合物有助于消化，脂肪、蛋白质过高无法完全消化，将与钙结合成皂块。

2）可给宝宝喂养小米、麦片、玉米粉、稀饭等粗粮。

3）建议选择以全脂牛奶乳脂为主，同时添加富含不饱和脂肪酸的植物油和藻油的奶粉，减少婴幼儿便秘的发生。

4）辅食添加蔬菜：胡萝卜、白菜、菠菜、丝瓜、藕或胡萝卜。

5）辅食添加水果：柿子、葡萄、杏子、鸭梨、苹果、香蕉、西红柿等含纤维素多的水果。

6）建议给宝宝选择益生菌，可以帮助调节肠胃和促进宝宝吸收。

2. 培养婴幼儿养成良好的排便习惯

（1）对于幼儿，腹部及骨盆腔肌肉正在发育，排泄反射功能不成熟，不知有便意就上厕所，经常需要提醒，因此养成孩子每天固定排便习惯很重要：

1）可以选择早餐后一小时作为孩子的固定排便时间，并在如厕前先给孩子喝杯果汁或蜂蜜水润肠，有助排便更通畅。

2）避免排便讲故事影响注意力。

（2）宝宝便秘时，也可以适当给其按摩腹部，托育机构应辅助家庭每天为便秘宝宝揉腹10分钟：

躺在床上，全身放松，将两手手心叠放按于肚脐上，先顺时针方向揉100次，再逆时针方向揉100次，用力适度，动作轻柔促使大便下行排出。

3. 监测婴幼儿排便情况以及时调整喂养方式

（1）托育机构应辅助家庭实时监测婴幼儿排便情况，包括排便次数以及大便状况。

（2）若孩子排便恢复正常，适当调整蛋白和膳食纤维摄入的比例，增加蛋白的摄入。